老年认知
关爱工具包

顾问　于　欣

编　　王华丽　丁肇辰

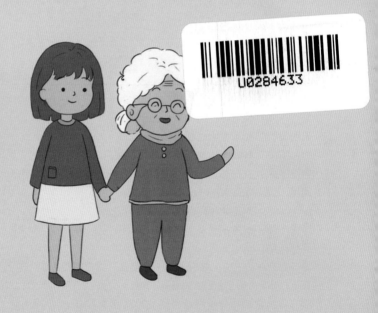

北京大学医学出版社

LAONIAN RENZHI GUAN'AI GONGJUBAO

图书在版编目（CIP）数据

老年认知关爱工具包/王华丽，丁肇辰编 .—北京：北京大学医学出版社，2021.9

ISBN 978-7-5659-2456-9

Ⅰ.①老… Ⅱ.①王…②丁… Ⅲ.①痴呆—护理 Ⅳ.① R473.74

中国版本图书馆 CIP 数据核字（2021）第 139730 号

老年认知关爱工具包

编　　　： 王华丽　丁肇辰
插　　画： 吴　冲
出版发行： 北京大学医学出版社
地　　址：（100191）北京市海淀区学院路 38 号　北京大学医学部院内
电　　话： 发行部 010-82802230；图书邮购 010-82802495
网　　址： http://www.pumpress.com.cn
E-mail： booksale@bjmu.edu.cn
印　　刷： 中煤（北京）印务有限公司
经　　销： 新华书店
责任编辑： 许　立　**责任校对：** 靳新强　**责任印制：** 李　啸
开　　本： 880 mm×1230 mm　1/32　**印张：** 7.375　**字数：** 254 千字
版　　次： 2021 年 9 月第 1 版　2021 年 9 月第 1 次印刷
书　　号： ISBN 978-7-5659-2456-9
定　　价： 500.00 元

老年认知关爱工具包

顾　　问：于　欣

编　　：王华丽　丁肇辰

设　　计：姜博文　沈　鑫　袁珠梅　夏梦梦

插　　画：吴　冲

　　为贯彻落实《健康中国行动（2019—2030年）》有关文件的要求，我国相关领域的专家学者及工作人员采取有效措施，为预防和减缓老年痴呆的发生，降低家庭与社会负担，提高家庭幸福感，促进社会和谐稳定而努力工作。为鼓励社会心理服务体系建设试点地区探索开展老年痴呆防治的特色服务，国家卫生健康委在2020年8月31日发布了《探索老年痴呆防治特色服务工作方案》。该方案是国家层面出台的认知障碍防治工作的重要文件，明确了工作目标，即到2022年，在试点地区初步形成全民关注老年痴呆、支持和参与防治工作的社会氛围，使公众对老年痴呆防治知识的知晓率提高到80%；建立健全老年痴呆防治服务网络，防治服务能力显著提升；建立健全患者自我管理、家庭管理、社区管理、医院管理相结合的预防干预模式，使社区（村）老年人认知功能筛查率达80%。

　　为实现这个工作目标，认知障碍诊疗和照护专家与新媒体专家携手合作，共同创作了一套《老年认知关爱工具包》，希望这个小小的工具包，能进入到每一位老年人的家庭，让每一位老年人和他们身边的亲朋好友都能熟悉认知障碍的风险与防控措施，陪伴老年人参与有利于身心健康的家庭活动，了解认知障碍的基础知识和基本的居家照护技巧，形成关爱认知障碍患者的友好氛围。

《老年认知关爱工具包》包括以下内容：

1. 认知照护核心信息：10张磁贴卡

从沟通、ABC照护（认知、行为问题、生活能力）、安全、生活照护（营养、运动、社交）等四个方面介绍了科学使用的建议和技巧。

2. 康华月历及使用手册：各1本

供家人指导老年人进行认知激活练习，帮助提升高龄老年人认知能力。

3. 认知游戏卡牌：54张

供家人陪伴老年人一起互动，集娱乐性、趣味性、训练性为一体，从认知功能的不同维度训练老年人的认知能力。使用方法参见游戏卡牌使用说明。

4. 趣味健脑手机小程序：二维码卡

扫描趣味健脑手机小程序卡上的二维码进入小程序，参与不同类型益智活动。

5. 乐动益智操(动作挂图)：1张（配有沙锤、沙蛋各1对）

参考挂图上的动作图解以及扫码观看视频，搭配沙锤、沙蛋练习乐动益智操，帮助有效锻炼，愉悦身心。

6. 老年认知关爱工具包(照护日记)：1本

以照护日记的形式记录陪伴老年人过程中的点点滴滴。详细使用方法可参考书中使用说明。

7. 出门七件事：1张磁贴卡

可粘贴在门厅或防盗门内侧，提醒老年人出门前需要检查的重要事项。

8. 胸卡卡包：1个

内置联系卡，可填写紧急联系方式，在老年人需要帮助时，爱心人士可协助联系其亲人，或者扫描卡片背面"头条寻人"二维码协助走失老年人找到自己的亲人。

最后，我们特别希望通过全社会的努力，让我国的老年人提高生活质量，安度晚年，共享改革开放的成果。

王华丽　丁肇辰

2021.8.10

目录

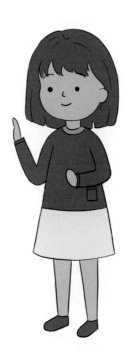

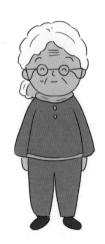

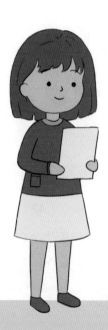

1. 本书将协助您记录与认知障碍亲属在一起生活的点点滴滴，包括：我的亲人小档案、每月重要事项和每日照护状况。

2. 本书将通过"每周自我评估"协助您记录自己在照顾认知障碍亲属过程中的感受，包括自我感觉和心情、日常照护的效果以及和亲人的关系。

3. 具体填写说明

（1）我的亲人小档案

> "MMSE分值"即简易精神状态检查分值，由社区医生或专业测评员评定后告知，可填写老人最近一次的评估结果。
>
> "目前服用药物"包括与认知及躯体疾病相关的药物。

（2）每月重要事项

> 记录当月与照护及日常生活有关的重要事件，例如过生日、看门诊、做检查、参加小组活动等。

（3）照护日记（每日记录，共分两页）

第一页记录老人当天的起居作息、生活自理状况、身体状况以及活动情况。

第二页记录照护过程中的"棘手问题与应对"和"开心一刻"。

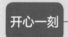 记录当天老人出现了哪些棘手的、您难以应对的问题，以及您采用哪些应对和解决办法。

开心一刻 记录当天老人有哪些举动让您感到开心和感动的，或者是您又总结学习到了哪些照护小妙招。

（4）每周自我评估

根据自我感受在相应表情上画圈。

这都是您宝贵的财富，快记录下来吧！

精心照护、用心记录，更优质地照护、更美好地生活！
从今天开始，让我们开始动笔吧！

✅ 照护者生存小窍门

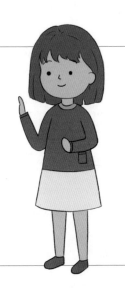

- 把我的健康列为重要事项
- 在我需要的时候寻求帮助
- 参加患者家庭俱乐部或类似的支持团体
- 每天都要休息
- 保持和朋友们的交往
- 保持我的兴趣爱好

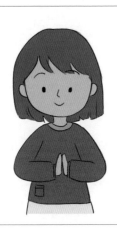

- 保持幽默感
- 庆祝自己做得好的事情
- 健康饮食
- 能多锻炼就多锻炼
- 不舒服要去看医生
- 处理好法律和财务问题
- 坦然过好每一天

✅ 我的亲人小档案

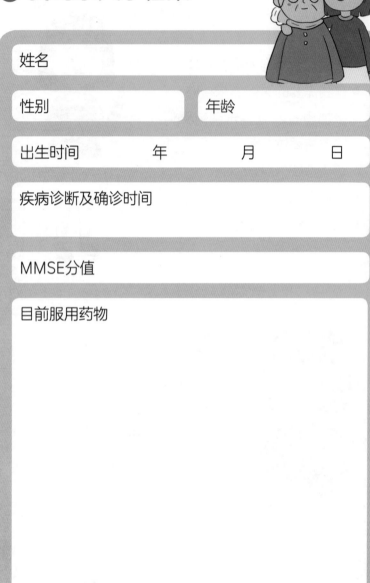

姓名

性别

年龄

出生时间　　　　年　　　　月　　　　日

疾病诊断及确诊时间

MMSE分值

目前服用药物

_____ 年 _____ 月

⊘ _____月重要事项

星期一	星期二	星期三	星期四	星期五	星期六	星期日

_____年 _____月 _____日　　　　　　星期 _____

⊘ 照护日记

起床时间　　　　　　　　　口腔清洁情况

早餐时间　　　　午餐时间　　　　晚餐时间

饮食情况

服药时间（1）　　　　　（2）　　　　　（3）

服药情况

排便时间（小便）
　　　　　（大便）

排便情况

活动情况

身体清洁情况

睡眠时间　　　　　　　　　睡眠情况

⊘ 照护日记

棘手问题与应对

开心一刻

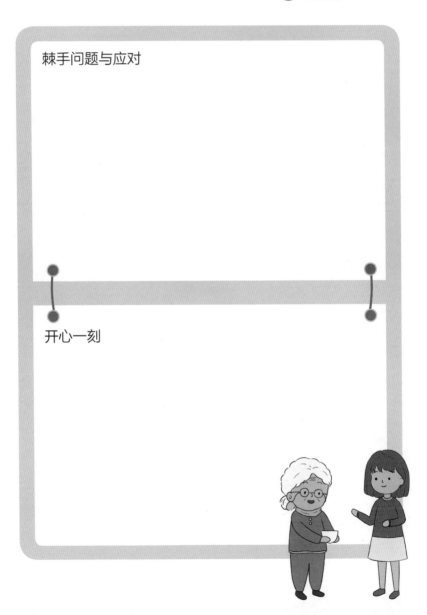

_____ 年 ____ 月 ____ 日　　　　　星期 ____

⊘ 照护日记

起床时间　　　　　　　口腔清洁情况

早餐时间　　　午餐时间　　　晚餐时间

饮食情况

服药时间（1）　　　（2）　　　（3）

服药情况

排便时间（小便）
　　　　（大便）

排便情况

活动情况

身体清洁情况

睡眠时间　　　　　　睡眠情况

⊘ 照护日记

棘手问题与应对

开心一刻

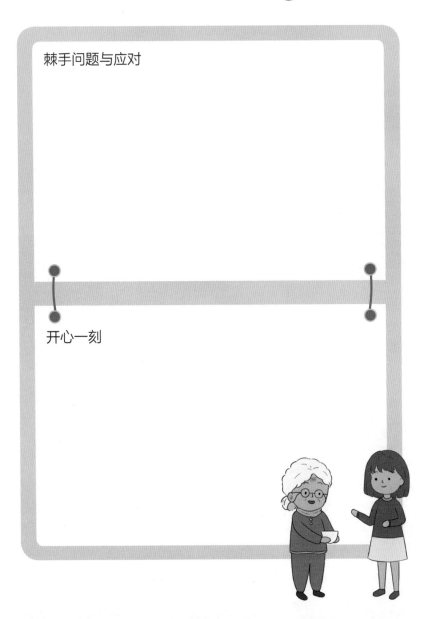

_____ 年 _____ 月 _____ 日　　　　　星期 _____

⊘ 照护日记

| 起床时间 | 口腔清洁情况 |

| 早餐时间 | 午餐时间 | 晚餐时间 |

饮食情况

服药时间（1）　　　　（2）　　　　（3）

服药情况

排便时间（小便）
　　　　（大便）

排便情况

活动情况

身体清洁情况

| 睡眠时间 | 睡眠情况 |

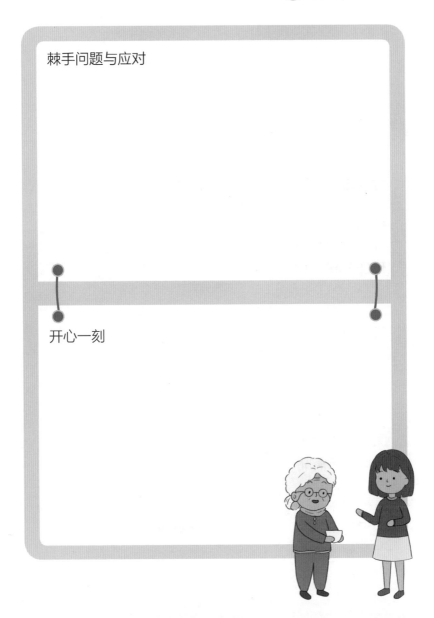

⊘ 照护日记

棘手问题与应对

开心一刻

_____ 年 _____ 月 _____ 日　　　　星期 _____

⊘ 照护日记

| 起床时间 | 口腔清洁情况 |

| 早餐时间 | 午餐时间 | 晚餐时间 |

饮食情况

服药时间（1）　　　　（2）　　　　（3）

服药情况

排便时间（小便）
　　　　（大便）

排便情况

活动情况

身体清洁情况

| 睡眠时间 | 睡眠情况 |

⊘ 照护日记

棘手问题与应对

开心一刻

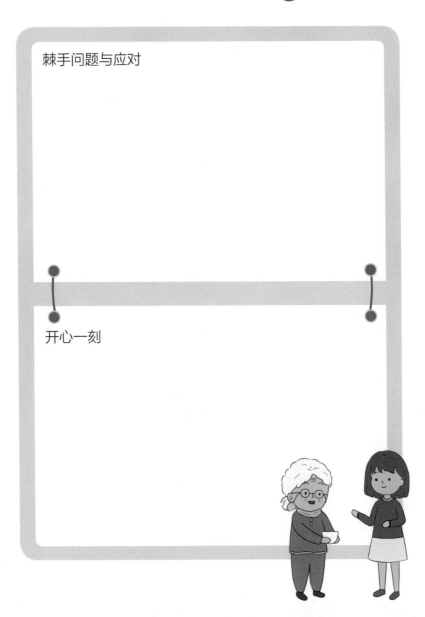

_____年 ____ 月 ____ 日 　　　　　　星期 ____

⊘ 照护日记

起床时间		口腔清洁情况	
早餐时间	午餐时间		晚餐时间
饮食情况			
服药时间（1）	（2）		（3）
服药情况			
排便时间（小便） 　　　　　（大便）			
排便情况			
活动情况			
身体清洁情况			
睡眠时间		睡眠情况	

⊘ 照护日记

棘手问题与应对

开心一刻

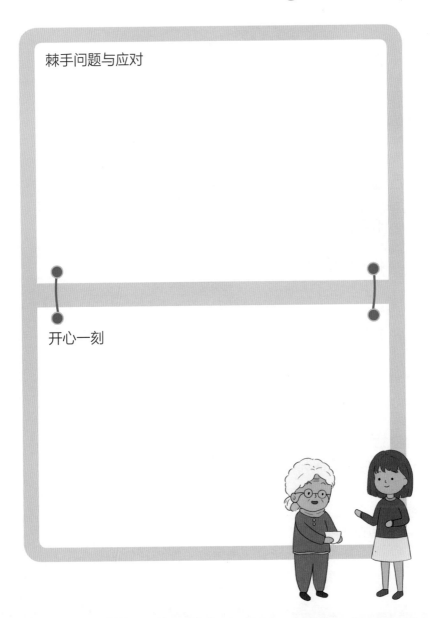

_____ 年 _____ 月 _____ 日　　　　星期 _____

⊘ 照护日记

| 起床时间 | 口腔清洁情况 |

早餐时间　　午餐时间　　晚餐时间

饮食情况

服药时间（1）　　（2）　　（3）

服药情况

排便时间（小便）
　　　　（大便）

排便情况

活动情况

身体清洁情况

睡眠时间　　睡眠情况

⊘ 照护日记

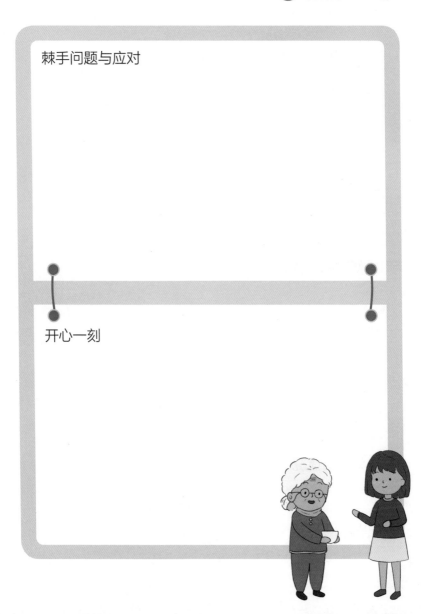

棘手问题与应对

开心一刻

_____年____月____日　　　　　　星期____

⊘ 照护日记

起床时间		口腔清洁情况
早餐时间	午餐时间	晚餐时间
饮食情况		
服药时间（1）	（2）	（3）
服药情况		
排便时间（小便） 　　　　（大便）		
排便情况		
活动情况		
身体清洁情况		
睡眠时间		睡眠情况

✓ 照护日记

棘手问题与应对

开心一刻

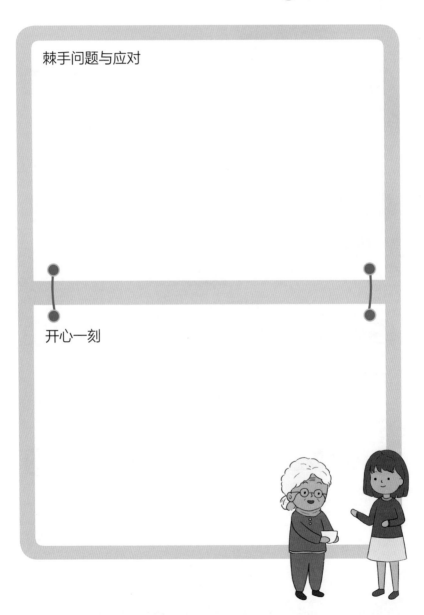

_____年 __月 __日 ~ _____年 __月 __日

⊘ 每周自我评估

自我感觉和心情

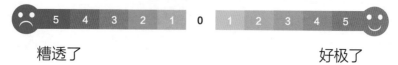

糟透了　　　　　　　　　　　　好极了

日常照护的效果

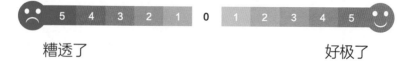

糟透了　　　　　　　　　　　　好极了

和亲人的关系

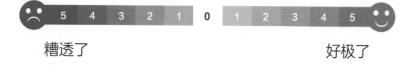

糟透了　　　　　　　　　　　　好极了

休息和放松

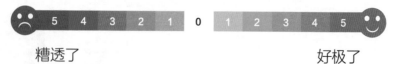

糟透了　　　　　　　　　　　　好极了

我的进步

_____年 ____月 ____日　　　　　　　　星期 ____

⊘ 照护日记

起床时间		口腔清洁情况
早餐时间	午餐时间	晚餐时间

饮食情况

服药时间（1）　　　　（2）　　　　（3）

服药情况

排便时间（小便）
　　　　（大便）

排便情况

活动情况

身体清洁情况

睡眠时间	睡眠情况

⊘ 照护日记

棘手问题与应对

开心一刻

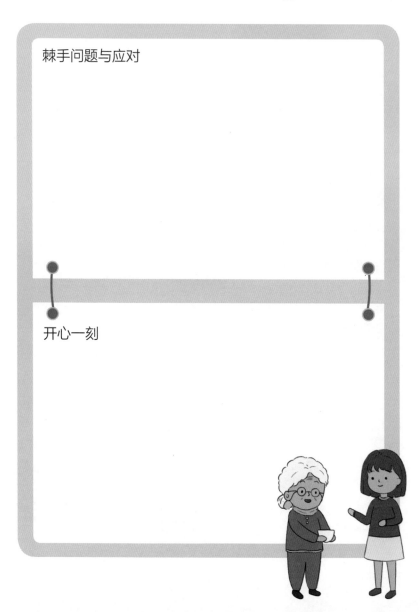

_____ 年 ____ 月 ____ 日　　　　　星期 ____

⊘ 照护日记

起床时间		口腔清洁情况
早餐时间	午餐时间	晚餐时间
饮食情况		
服药时间（1）	（2）	（3）
服药情况		
排便时间（小便） 　　　　（大便）		
排便情况		
活动情况		
身体清洁情况		
睡眠时间		睡眠情况

⊘ 照护日记

棘手问题与应对

开心一刻

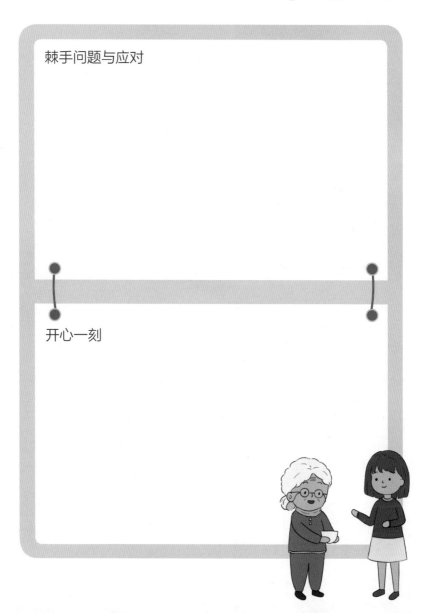

_____年____月____日　　　　　　星期____

⊘ 照护日记

起床时间		口腔清洁情况
早餐时间	午餐时间	晚餐时间

饮食情况

服药时间（1）　　　（2）　　　（3）

服药情况

排便时间（小便）
　　　　（大便）

排便情况

活动情况

身体清洁情况

睡眠时间	睡眠情况

⊘ 照护日记

棘手问题与应对

开心一刻

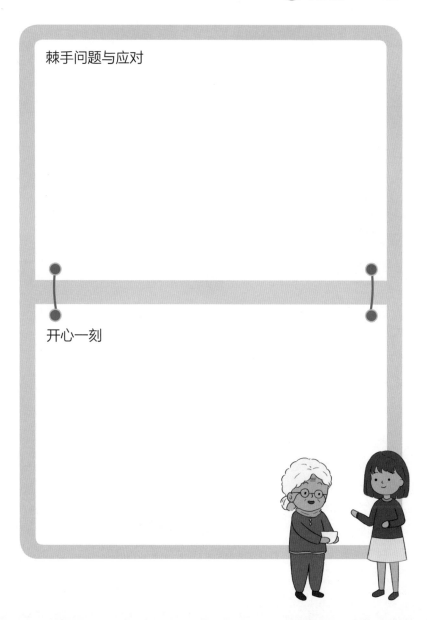

_____年____月____日　　　　　星期____

⊘ 照护日记

起床时间		口腔清洁情况

早餐时间	午餐时间	晚餐时间

饮食情况

服药时间（1）　　　　　（2）　　　　　（3）

服药情况

排便时间（小便）
　　　　　（大便）

排便情况

活动情况

身体清洁情况

睡眠时间	睡眠情况

⊘ 照护日记

棘手问题与应对

开心一刻

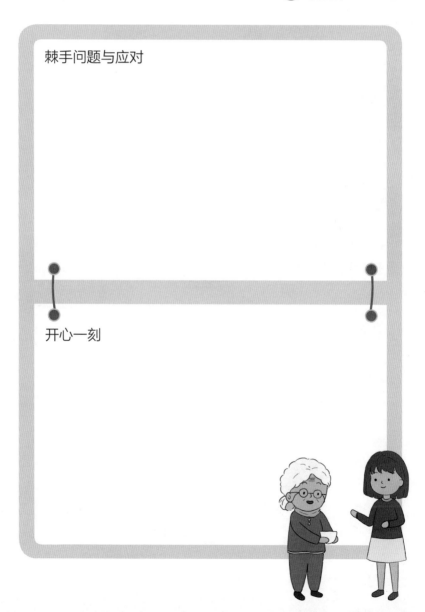

_____年____月____日　　　　　　星期____

⊘ 照护日记

起床时间	口腔清洁情况

早餐时间	午餐时间	晚餐时间

饮食情况

服药时间（1）　　　　　（2）　　　　　（3）

服药情况

排便时间（小便）
　　　　　（大便）

排便情况

活动情况

身体清洁情况

睡眠时间	睡眠情况

⊘ 照护日记

棘手问题与应对

开心一刻

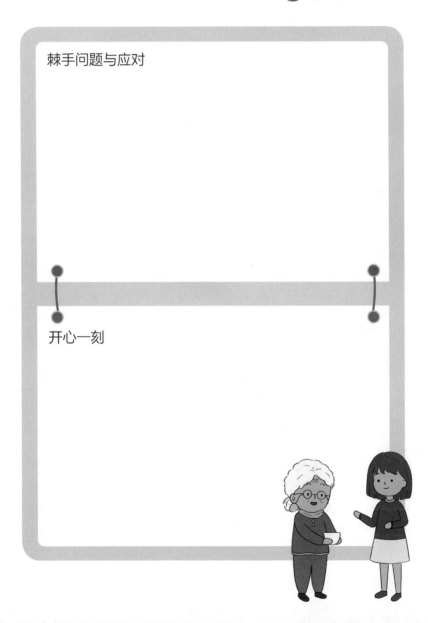

_____年____月____日　　　　　　星期____

⊘ 照护日记

起床时间	口腔清洁情况

早餐时间	午餐时间	晚餐时间

饮食情况

服药时间（1）　　　　（2）　　　　（3）

服药情况

排便时间（小便）
　　　　（大便）

排便情况

活动情况

身体清洁情况

睡眠时间	睡眠情况

⊘ 照护日记

棘手问题与应对

开心一刻

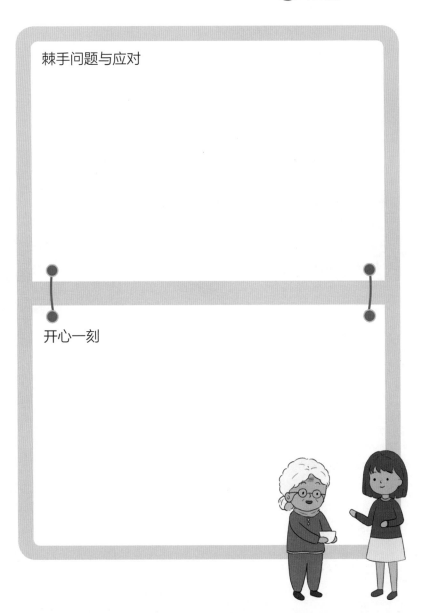

_____ 年 _____ 月 _____ 日　　　　　　星期 _____

⊘ 照护日记

起床时间		口腔清洁情况	
早餐时间	午餐时间		晚餐时间
饮食情况			
服药时间（1）	（2）		（3）
服药情况			
排便时间（小便） 　　　　（大便）			
排便情况			
活动情况			
身体清洁情况			
睡眠时间		睡眠情况	

⊘ 照护日记

棘手问题与应对

开心一刻

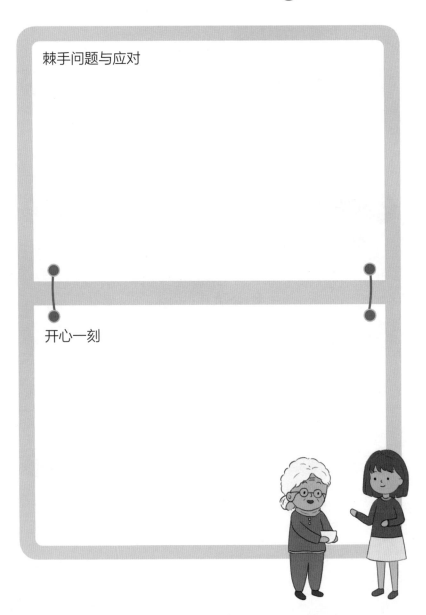

_____年___月___日 ～ _____年___月___日

⊘ 每周自我评估

自我感觉和心情

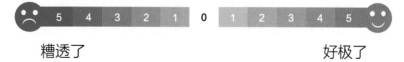

糟透了　　　　　　　　　　　　　　好极了

日常照护的效果

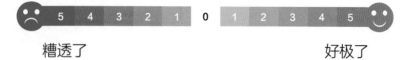

糟透了　　　　　　　　　　　　　　好极了

和亲人的关系

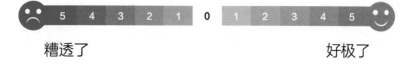

糟透了　　　　　　　　　　　　　　好极了

休息和放松

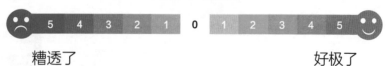

糟透了　　　　　　　　　　　　　　好极了

我的进步

_____ 年 _____ 月 _____ 日 　　　　　　　星期 _____

⊘ 照护日记

起床时间		口腔清洁情况	

早餐时间	午餐时间	晚餐时间

饮食情况

服药时间（1）　　　　（2）　　　　（3）

服药情况

排便时间（小便）
　　　　（大便）

排便情况

活动情况

身体清洁情况

睡眠时间	睡眠情况

⊘ 照护日记

棘手问题与应对

开心一刻

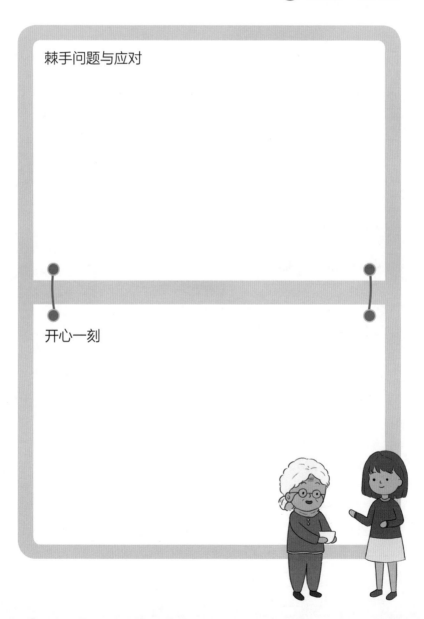

_____年____月____日　　　　　星期____

⊘ 照护日记

起床时间	口腔清洁情况

早餐时间	午餐时间	晚餐时间

饮食情况

服药时间（1）　　　（2）　　　（3）

服药情况

排便时间（小便）
　　　　　（大便）

排便情况

活动情况

身体清洁情况

睡眠时间	睡眠情况

⊘ 照护日记

棘手问题与应对

开心一刻

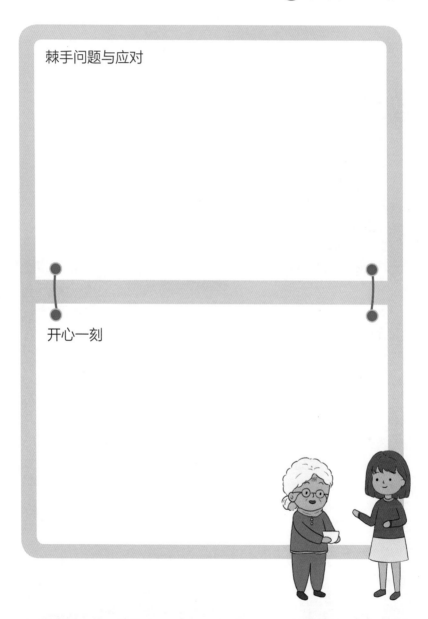

_____年____月____日　　　　　星期____

⊘ 照护日记

起床时间	口腔清洁情况

早餐时间	午餐时间	晚餐时间

饮食情况

服药时间（1）　　　　（2）　　　　（3）

服药情况

排便时间（小便）
　　　　（大便）

排便情况

活动情况

身体清洁情况

睡眠时间	睡眠情况

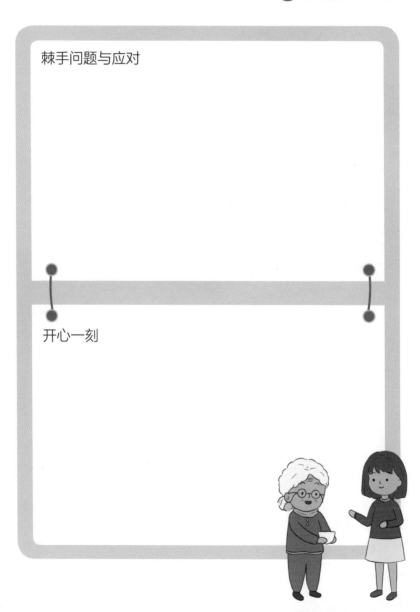

⊘ 照护日记

棘手问题与应对

开心一刻

_____ 年 _____ 月 _____ 日　　　　　　　星期 _____

⊘ 照护日记

起床时间　　　　　　　　　口腔清洁情况

早餐时间　　　　午餐时间　　　　晚餐时间

饮食情况

服药时间（1）　　　　（2）　　　　（3）

服药情况

排便时间（小便）
　　　　（大便）

排便情况

活动情况

身体清洁情况

睡眠时间　　　　　　　　　睡眠情况

⊘ 照护日记

棘手问题与应对

开心一刻

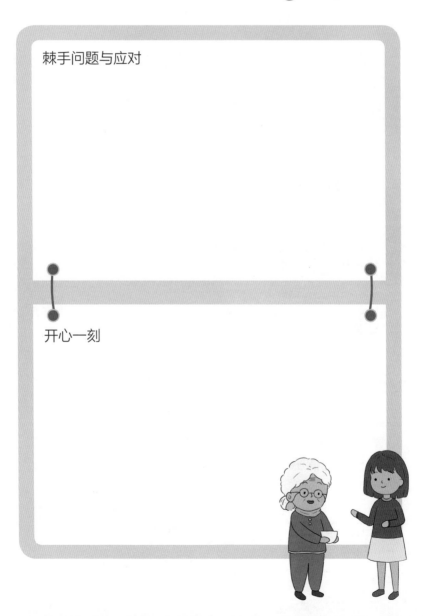

_____ 年 _____ 月 _____ 日 　　　　　　星期 _____

⊘ 照护日记

起床时间	口腔清洁情况

早餐时间	午餐时间	晚餐时间

饮食情况

服药时间（1）　　　　　（2）　　　　　（3）

服药情况

排便时间（小便）
　　　　（大便）

排便情况

活动情况

身体清洁情况

睡眠时间	睡眠情况

⊘ 照护日记

棘手问题与应对

开心一刻

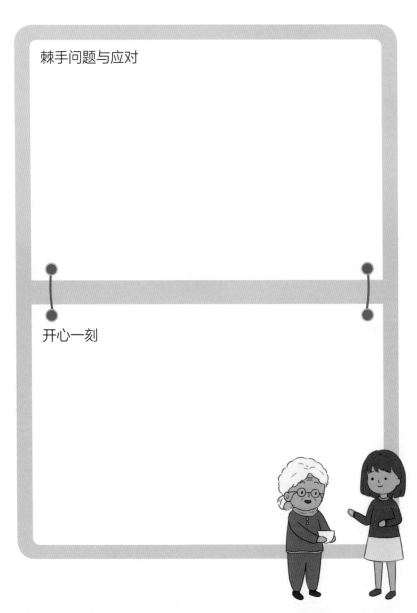

_____ 年 ____ 月 ____ 日 　　　　　　星期 ____

⊘ 照护日记

起床时间　　　　　　　　　口腔清洁情况

早餐时间　　　　午餐时间　　　　晚餐时间

饮食情况

服药时间（1）　　　　（2）　　　　（3）

服药情况

排便时间（小便）
　　　　（大便）

排便情况

活动情况

身体清洁情况

睡眠时间　　　　　　　　　睡眠情况

⊘ 照护日记

棘手问题与应对

开心一刻

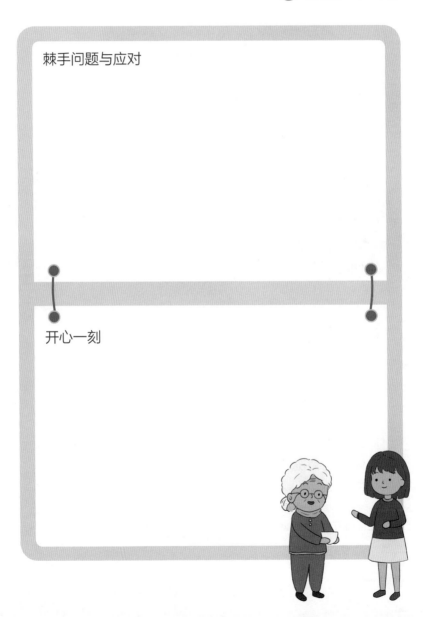

_____年____月____日　　　　星期____

⊘ 照护日记

起床时间	口腔清洁情况

早餐时间	午餐时间	晚餐时间

饮食情况

服药时间（1）　　　（2）　　　（3）

服药情况

排便时间（小便）
　　　　（大便）

排便情况

活动情况

身体清洁情况

睡眠时间	睡眠情况

⊘ 照护日记

棘手问题与应对

开心一刻

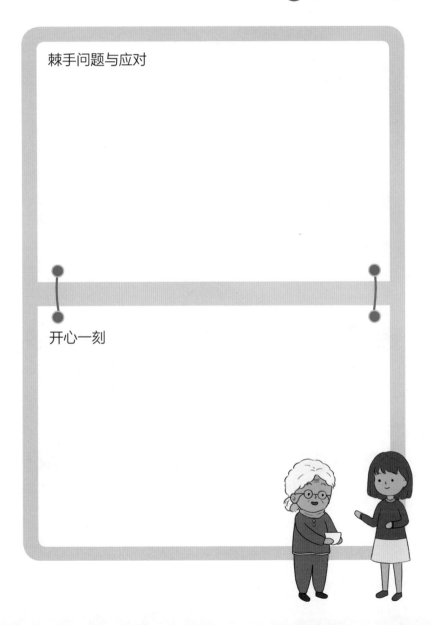

_____年___月___日 ~ _____年___月___日

⊘ 每周自我评估

自我感觉和心情

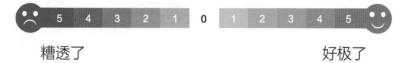

糟透了   好极了

日常照护的效果

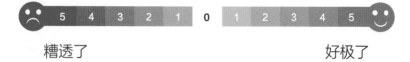

糟透了   好极了

和亲人的关系

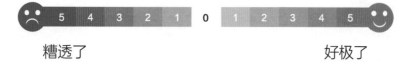

糟透了   好极了

休息和放松

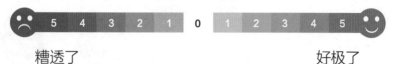

糟透了   好极了

我的进步

_____ 年 _____ 月 _____ 日　　　　　　星期 _____

⊘ 照护日记

起床时间		口腔清洁情况	
早餐时间	午餐时间		晚餐时间
饮食情况			
服药时间（1）	（2）		（3）
服药情况			
排便时间（小便） 　　　　　（大便）			
排便情况			
活动情况			
身体清洁情况			
睡眠时间		睡眠情况	

✓ 照护日记

棘手问题与应对

开心一刻

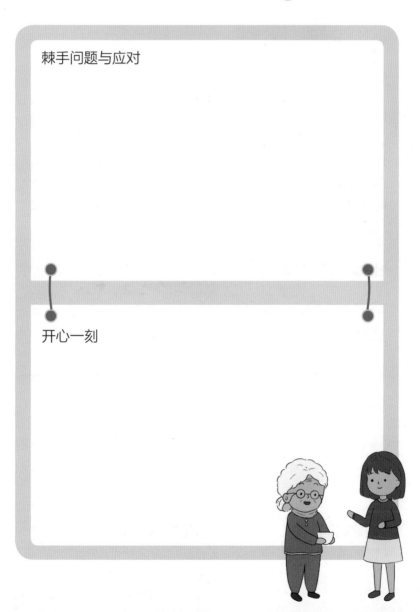

_____年____月____日　　　　　　星期____

⊘ 照护日记

起床时间	口腔清洁情况

早餐时间	午餐时间	晚餐时间

饮食情况

服药时间（1）　　　　（2）　　　　（3）

服药情况

排便时间（小便）
　　　　　（大便）

排便情况

活动情况

身体清洁情况

睡眠时间	睡眠情况

⊘ 照护日记

棘手问题与应对

开心一刻

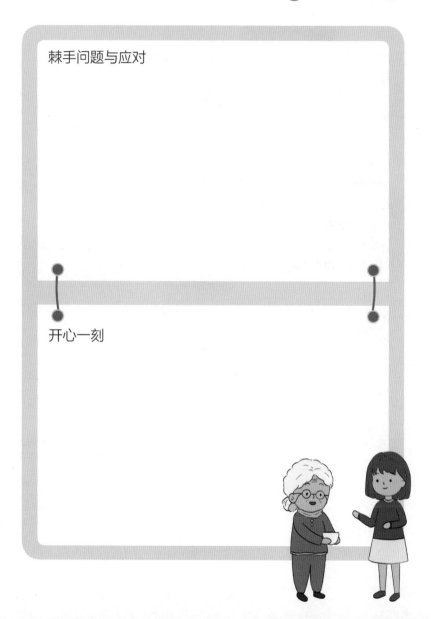

_____年____月____日　　　　　星期____

⊘ 照护日记

| 起床时间 | 口腔清洁情况 |

| 早餐时间 | 午餐时间 | 晚餐时间 |

饮食情况

服药时间（1）　　　　（2）　　　　（3）

服药情况

排便时间（小便）
　　　　（大便）

排便情况

活动情况

身体清洁情况

| 睡眠时间 | 睡眠情况 |

⊘ 照护日记

棘手问题与应对

开心一刻

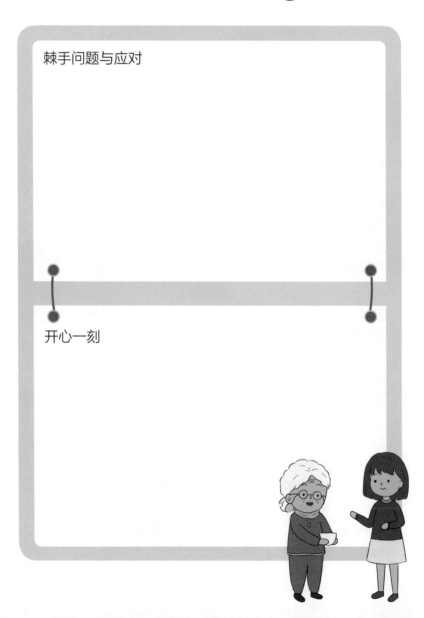

_____ 年 ____ 月 ____ 日　　　　　星期 ____

⊘ 照护日记

起床时间　　　　　　　　　口腔清洁情况

早餐时间　　　　午餐时间　　　　晚餐时间

饮食情况

服药时间（1）　　　（2）　　　（3）

服药情况

排便时间（小便）
　　　　　（大便）

排便情况

活动情况

身体清洁情况

睡眠时间　　　　　　　　睡眠情况

⊘ 照护日记

棘手问题与应对

开心一刻

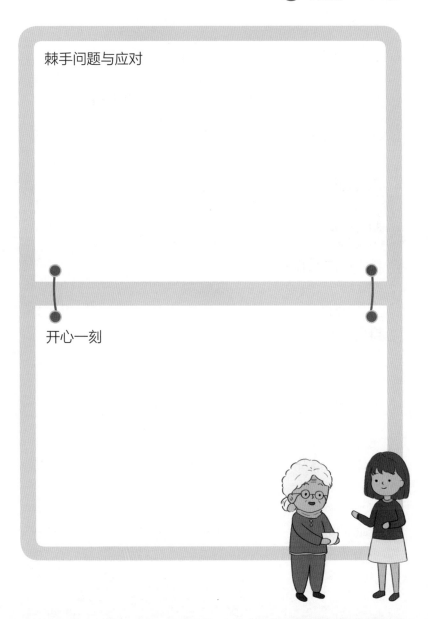

_____年____月____日　　　　　　星期____

⊘ 照护日记

起床时间	口腔清洁情况

早餐时间	午餐时间	晚餐时间

饮食情况

服药时间（1）　　　　　（2）　　　　　（3）

服药情况

排便时间（小便）
　　　　　（大便）

排便情况

活动情况

身体清洁情况

睡眠时间	睡眠情况

⊘ 照护日记

棘手问题与应对

开心一刻

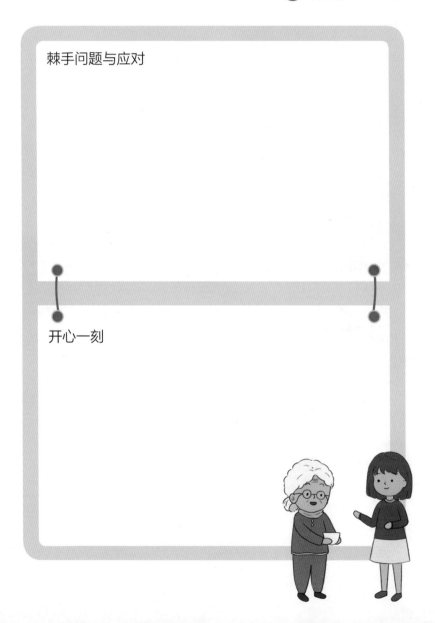

_____年____月____日　　　　　星期____

⊘ 照护日记

起床时间	口腔清洁情况

早餐时间	午餐时间	晚餐时间

饮食情况

服药时间（1）　　　　（2）　　　　（3）

服药情况

排便时间（小便）
　　　　（大便）

排便情况

活动情况

身体清洁情况

睡眠时间	睡眠情况

✅ 照护日记

棘手问题与应对

开心一刻

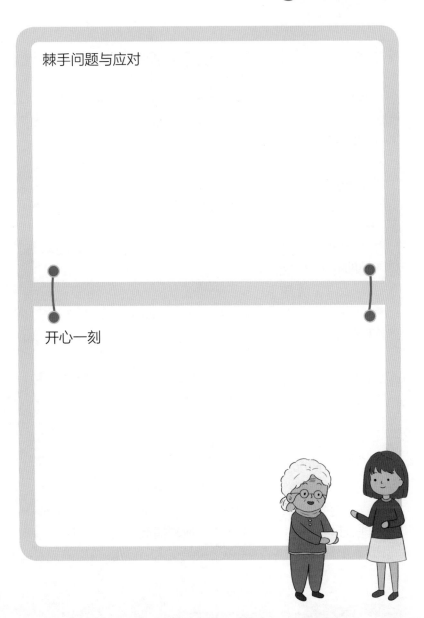

_____ 年 ____ 月 ____ 日 　　　　星期 ____

✓ 照护日记

起床时间	口腔清洁情况

早餐时间	午餐时间	晚餐时间

饮食情况

服药时间（1）　　　　（2）　　　　（3）

服药情况

排便时间（小便）
　　　　（大便）

排便情况

活动情况

身体清洁情况

睡眠时间	睡眠情况

⊘ 照护日记

棘手问题与应对

开心一刻

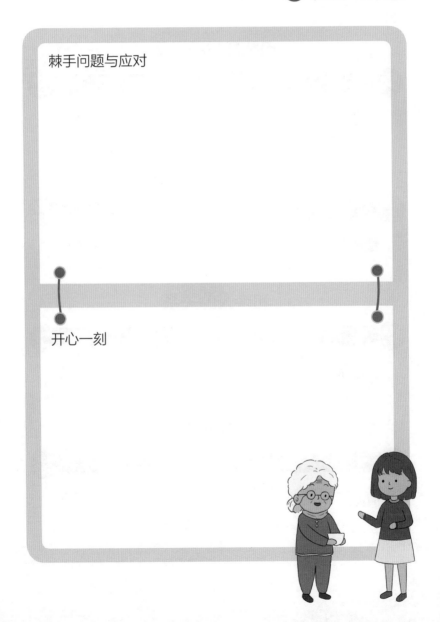

_____年___月___日 ~ _____年___月___日

✅ 每周自我评估

自我感觉和心情

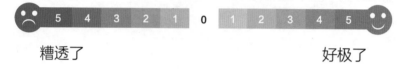

糟透了 好极了

日常照护的效果

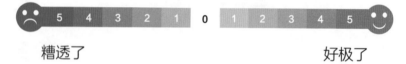

糟透了 好极了

和亲人的关系

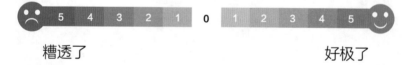

糟透了 好极了

休息和放松

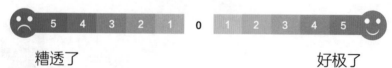

糟透了 好极了

我的进步

_____ 年 ____ 月 ____ 日　　　　　　星期 ____

⊘ 照护日记

| 起床时间 | 口腔清洁情况 |

起床时间　　　　　　　口腔清洁情况

早餐时间　　　午餐时间　　　晚餐时间

饮食情况

服药时间（1）　　　（2）　　　（3）

服药情况

排便时间（小便）
　　　　（大便）

排便情况

活动情况

身体清洁情况

睡眠时间　　　　　　睡眠情况

✅ 照护日记

棘手问题与应对

开心一刻

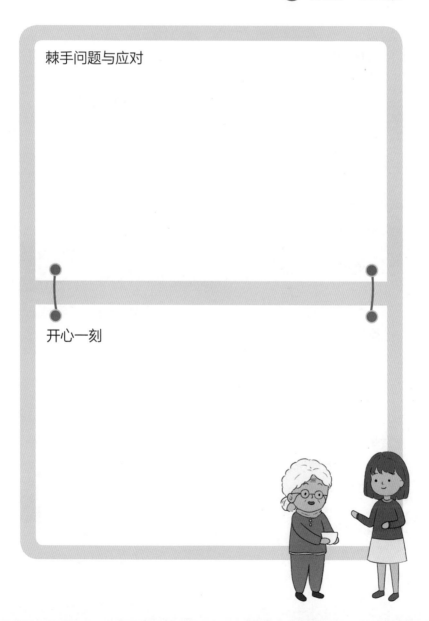

_____年____月____日　　　　　　星期____

⊘ 照护日记

起床时间　　　　　　　　　口腔清洁情况

早餐时间　　　　午餐时间　　　　晚餐时间

饮食情况

服药时间（1）　　　　（2）　　　　（3）

服药情况

排便时间（小便）
　　　　（大便）

排便情况

活动情况

身体清洁情况

睡眠时间　　　　　　　　　睡眠情况

⊘ 照护日记

棘手问题与应对

开心一刻

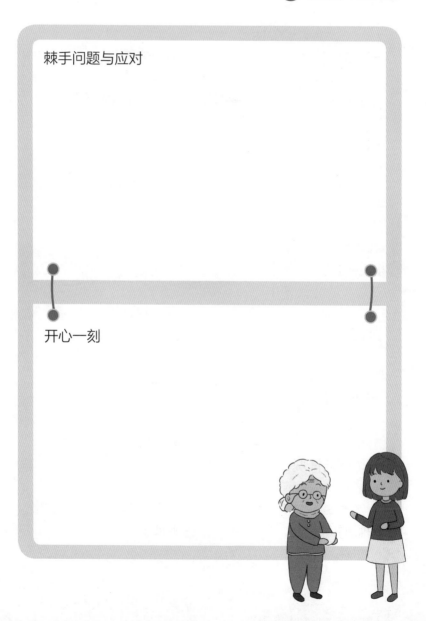

_____ 年 ____ 月 ____ 日 　　　　　　星期 ____

⊘ 照护日记

起床时间	口腔清洁情况

早餐时间	午餐时间	晚餐时间

饮食情况

服药时间（1）　　　　（2）　　　　（3）

服药情况

排便时间（小便）
　　　　（大便）

排便情况

活动情况

身体清洁情况

睡眠时间	睡眠情况

⊘ 照护日记

棘手问题与应对

开心一刻

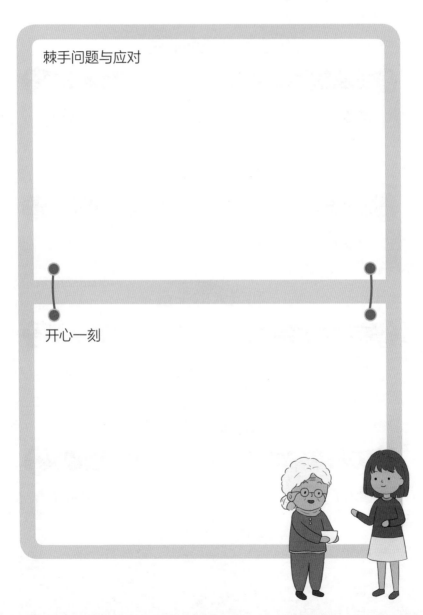

_____ 年 ___ 月 ___ 日 ~ _____ 年 ___ 月 ___ 日

⊘ 每周自我评估

自我感觉和心情

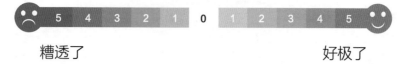

糟透了　　　　　　　　　　　　　　　好极了

日常照护的效果

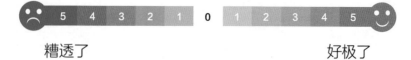

糟透了　　　　　　　　　　　　　　　好极了

和亲人的关系

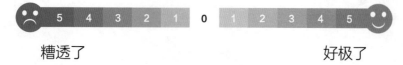

糟透了　　　　　　　　　　　　　　　好极了

休息和放松

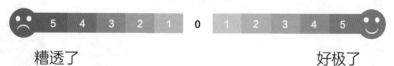

糟透了　　　　　　　　　　　　　　　好极了

我的进步

_____年 ___月

⊘ _____月重要事项

星期一	星期二	星期三	星期四	星期五	星期六	星期日

_____年 ____月 ____日　　　　　　星期 ____

⊘ 照护日记

| 起床时间 | 口腔清洁情况 |

早餐时间　　　午餐时间　　　晚餐时间

饮食情况

服药时间（1）　　　（2）　　　（3）

服药情况

排便时间（小便）
　　　　　（大便）

排便情况

活动情况

身体清洁情况

睡眠时间　　　　　睡眠情况

⊘ 照护日记

棘手问题与应对

开心一刻

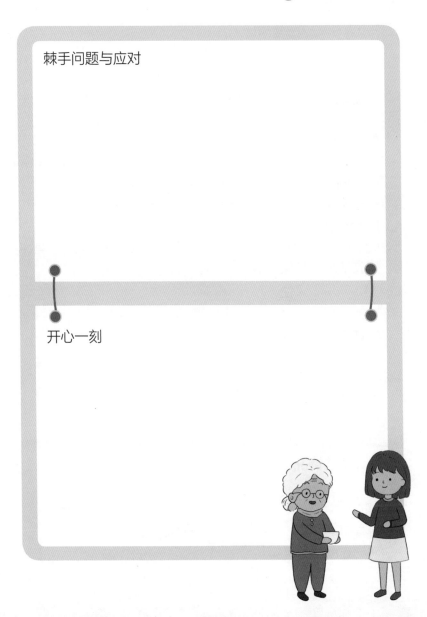

_____ 年 _____ 月 _____ 日　　　　　　星期 _____

⊘ 照护日记

起床时间	口腔清洁情况

早餐时间	午餐时间	晚餐时间

饮食情况

服药时间（1）　　　　（2）　　　　（3）

服药情况

排便时间（小便）
　　　　　（大便）

排便情况

活动情况

身体清洁情况

睡眠时间	睡眠情况

⊘ 照护日记

棘手问题与应对

开心一刻

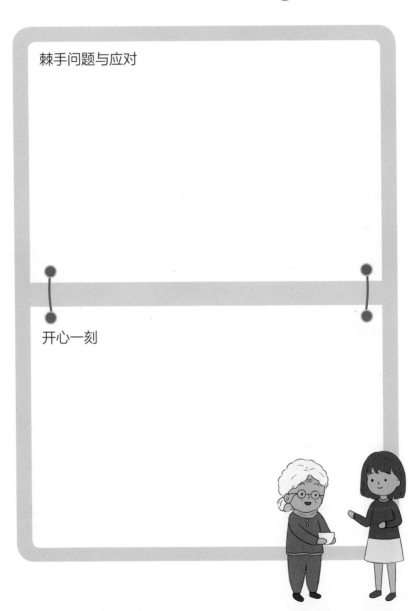

_____年____月____日　　　　星期____

⊘ 照护日记

起床时间		口腔清洁情况

早餐时间	午餐时间	晚餐时间

饮食情况

服药时间（1）　　　（2）　　　（3）

服药情况

排便时间（小便）
　　　　（大便）

排便情况

活动情况

身体清洁情况

睡眠时间　　　　　　睡眠情况

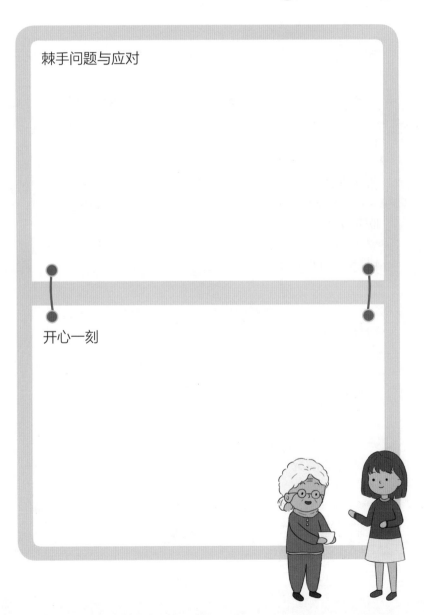

照护日记

棘手问题与应对

开心一刻

_____年____月____日　　　　　　星期____

⊘ 照护日记

起床时间		口腔清洁情况

早餐时间	午餐时间	晚餐时间

饮食情况

服药时间（1）　　　　（2）　　　　（3）

服药情况

排便时间（小便）
　　　　　（大便）

排便情况

活动情况

身体清洁情况

睡眠时间	睡眠情况

⊘ 照护日记

棘手问题与应对

开心一刻

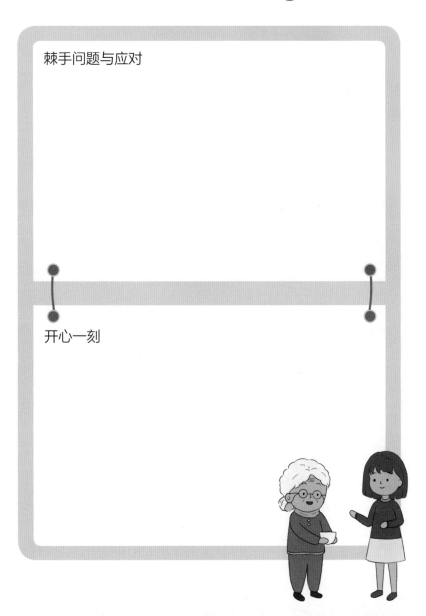

_____ 年 ____ 月 ____ 日 　　　　星期 ____

⊘ 照护日记

起床时间 　　　　　　　口腔清洁情况

早餐时间 　　　午餐时间 　　　晚餐时间

饮食情况

服药时间（1） 　　　（2） 　　　（3）

服药情况

排便时间（小便）
　　　　（大便）

排便情况

活动情况

身体清洁情况

睡眠时间 　　　　　　睡眠情况

⊘ 照护日记

棘手问题与应对

开心一刻

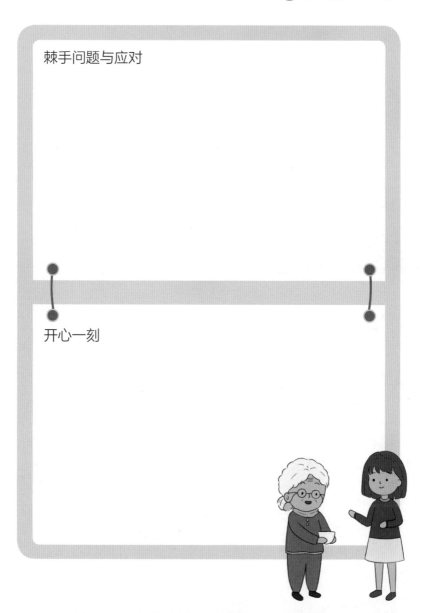

_____年____月____日　　　　　星期____

⊘ 照护日记

起床时间	口腔清洁情况

早餐时间	午餐时间	晚餐时间

饮食情况

服药时间（1）　　　　（2）　　　　（3）

服药情况

排便时间（小便）
　　　　（大便）

排便情况

活动情况

身体清洁情况

睡眠时间	睡眠情况

⊘ 照护日记

棘手问题与应对

开心一刻

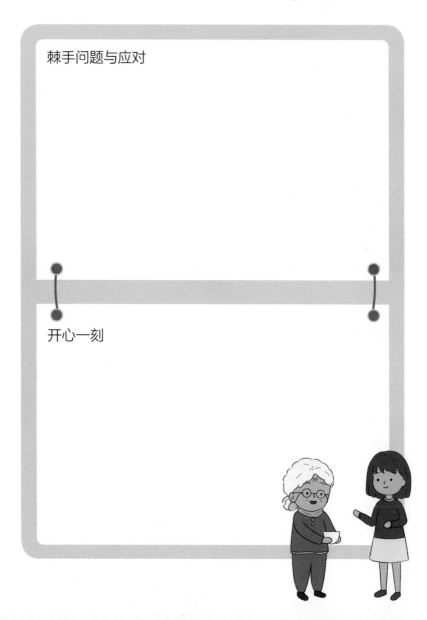

_____年____月____日　　　　星期____

⊘ 照护日记

起床时间	口腔清洁情况

早餐时间	午餐时间	晚餐时间

饮食情况

服药时间（1）　　　　（2）　　　　（3）

服药情况

排便时间（小便）
　　　　（大便）

排便情况

活动情况

身体清洁情况

睡眠时间	睡眠情况

⊘ 照护日记

棘手问题与应对

开心一刻

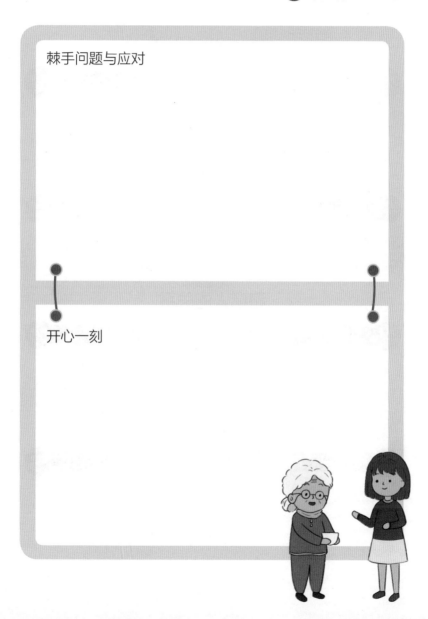

_____年___月___日 ～ _____年___月___日

⊘ 每周自我评估

自我感觉和心情

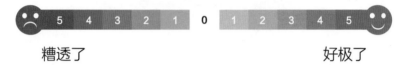

糟透了　　　　　　　　　　　　　好极了

日常照护的效果

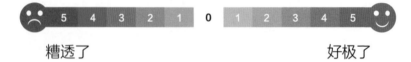

糟透了　　　　　　　　　　　　　好极了

和亲人的关系

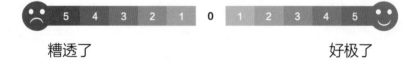

糟透了　　　　　　　　　　　　　好极了

休息和放松

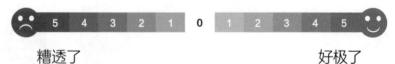

糟透了　　　　　　　　　　　　　好极了

我的进步

＿＿＿＿＿＿ 年 ＿＿＿ 月 ＿＿＿ 日　　　　　　星期 ＿＿＿

⊘ 照护日记

起床时间		口腔清洁情况

早餐时间	午餐时间	晚餐时间

饮食情况

服药时间（1）　　　　（2）　　　　（3）

服药情况

排便时间（小便）
　　　　（大便）

排便情况

活动情况

身体清洁情况

睡眠时间	睡眠情况

⊘ 照护日记

棘手问题与应对

开心一刻

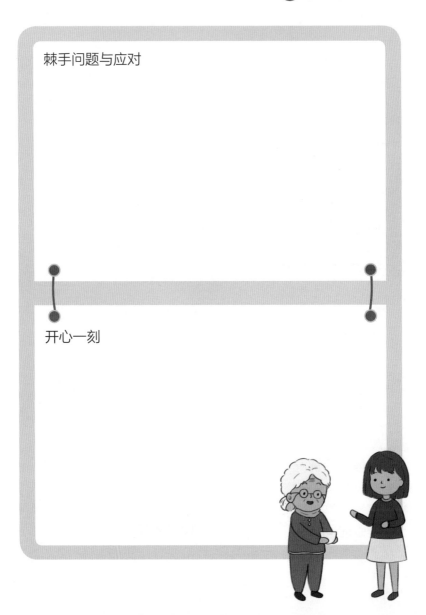

_____年____月____日　　　　　　星期____

⊘ 照护日记

起床时间　　　　　　　　　口腔清洁情况

早餐时间　　　　午餐时间　　　　晚餐时间

饮食情况

服药时间（1）　　　　（2）　　　　（3）

服药情况

排便时间（小便）
　　　　（大便）

排便情况

活动情况

身体清洁情况

睡眠时间　　　　　　　　　睡眠情况

⊘ 照护日记

棘手问题与应对

开心一刻

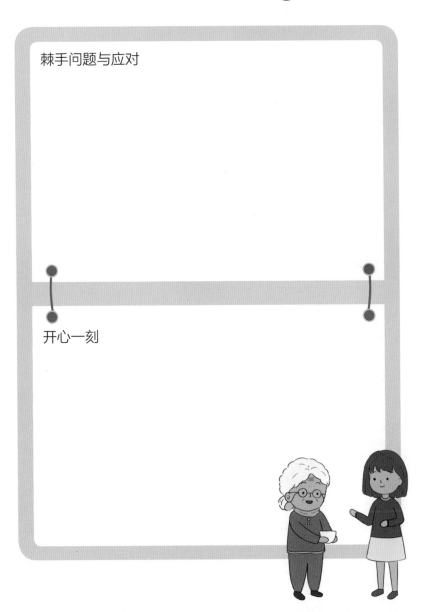

_____年 ____月 ____日　　　　　星期 ____

⊘ 照护日记

起床时间		口腔清洁情况

早餐时间	午餐时间	晚餐时间

饮食情况

服药时间（1）　　　（2）　　　（3）

服药情况

排便时间（小便）
　　　　（大便）

排便情况

活动情况

身体清洁情况

睡眠时间	睡眠情况

⊘ 照护日记

棘手问题与应对

开心一刻

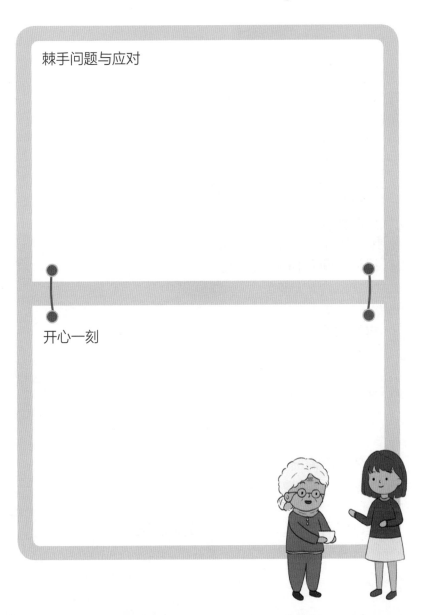

_____ 年 ____ 月 ____ 日 　　　　　　星期 ____

⊘ 照护日记

起床时间	口腔清洁情况

早餐时间	午餐时间	晚餐时间

饮食情况

服药时间（1） 　　　　（2） 　　　　（3）

服药情况

排便时间（小便）
　　　　　（大便）

排便情况

活动情况

身体清洁情况

睡眠时间	睡眠情况

◎ 照护日记

棘手问题与应对

开心一刻

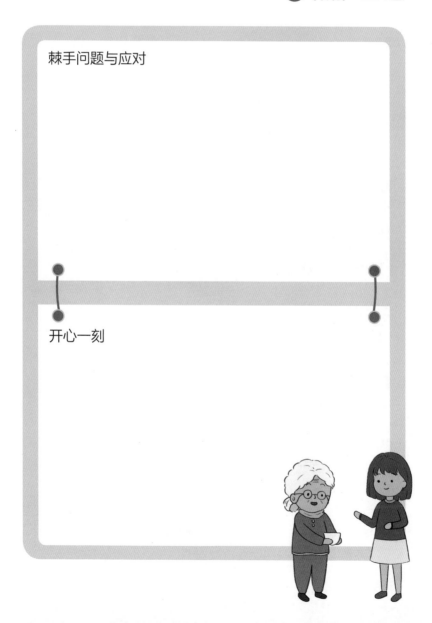

_____ 年 ____ 月 ____ 日　　　　　星期 ____

⊘ 照护日记

起床时间	口腔清洁情况

早餐时间	午餐时间	晚餐时间

饮食情况

服药时间（1）　　　（2）　　　（3）

服药情况

排便时间（小便）
　　　　　（大便）

排便情况

活动情况

身体清洁情况

睡眠时间	睡眠情况

⊘ 照护日记

棘手问题与应对

开心一刻

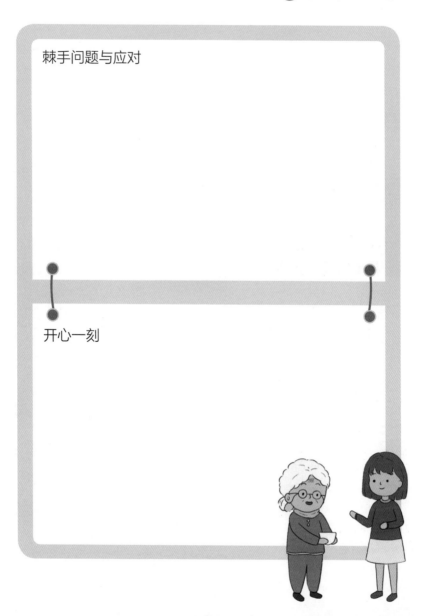

_____年____月____日　　　　　　星期____

⊘ 照护日记

起床时间	口腔清洁情况

早餐时间	午餐时间	晚餐时间

饮食情况

服药时间（1）　　　（2）　　　（3）

服药情况

排便时间（小便）
　　　　（大便）

排便情况

活动情况

身体清洁情况

睡眠时间	睡眠情况

⊘ 照护日记

棘手问题与应对

开心一刻

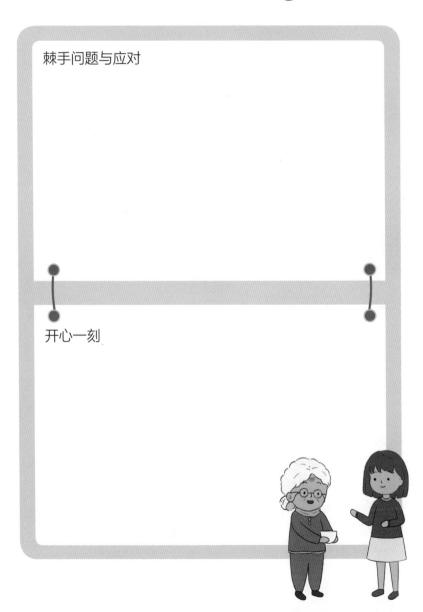

_____ 年 ____ 月 ____ 日　　　　　　　星期 ____

⊘ 照护日记

起床时间　　　　　　　　　口腔清洁情况

早餐时间　　　午餐时间　　　晚餐时间

饮食情况

服药时间（1）　　　　（2）　　　　（3）

服药情况

排便时间（小便）
　　　　　（大便）

排便情况

活动情况

身体清洁情况

睡眠时间　　　　　　　　睡眠情况

⊘ 照护日记

棘手问题与应对

开心一刻

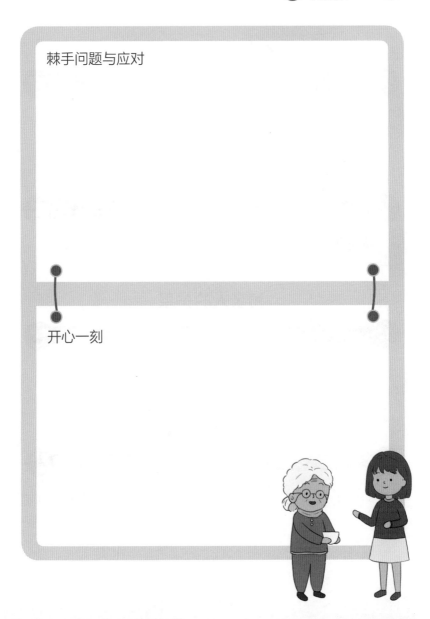

_____年___月___日 ～ _____年___月___日

⊘ 每周自我评估

自我感觉和心情

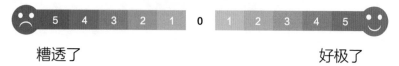

糟透了 　　　　　　　　　　　　　　　好极了

日常照护的效果

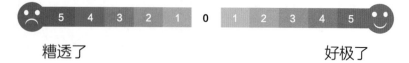

糟透了 　　　　　　　　　　　　　　　好极了

和亲人的关系

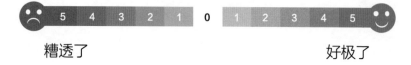

糟透了 　　　　　　　　　　　　　　　好极了

休息和放松

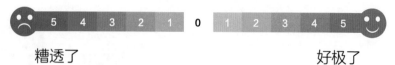

糟透了 　　　　　　　　　　　　　　　好极了

我的进步

_____ 年 ____ 月 ____ 日　　　　　　星期 ____

⊘ 照护日记

起床时间	口腔清洁情况

早餐时间	午餐时间	晚餐时间

饮食情况

服药时间（1）　　　　　（2）　　　　（3）

服药情况

排便时间（小便）
　　　　　（大便）

排便情况

活动情况

身体清洁情况

睡眠时间	睡眠情况

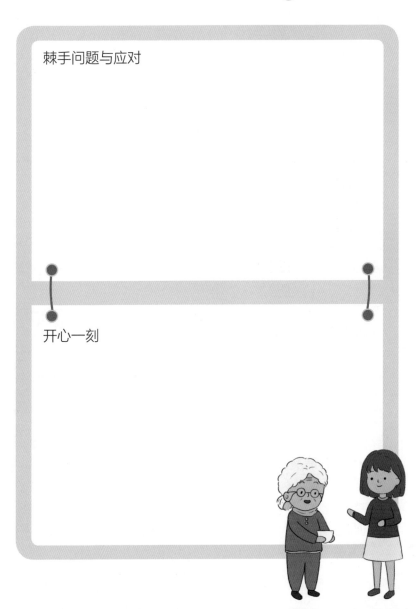

照护日记

棘手问题与应对

开心一刻

_____ 年 ____ 月 ____ 日 　　　　星期 ____

⊘ 照护日记

起床时间	口腔清洁情况

早餐时间	午餐时间	晚餐时间

饮食情况

服药时间（1） 　　　（2） 　　　（3）

服药情况

排便时间（小便）
　　　　　（大便）

排便情况

活动情况

身体清洁情况

睡眠时间	睡眠情况

◎ 照护日记

棘手问题与应对

开心一刻

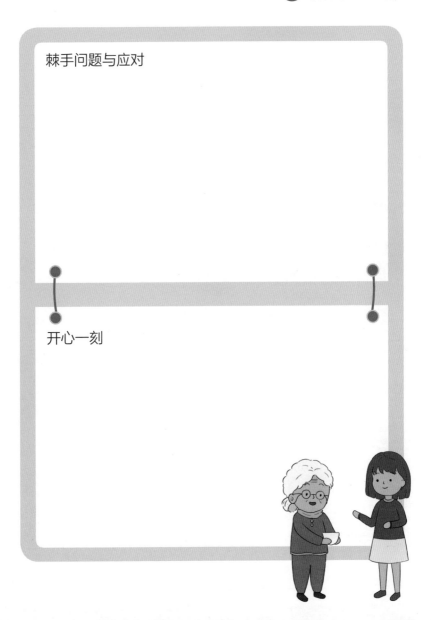

_____年____月____日　　　　　　星期____

⊘ 照护日记

起床时间	口腔清洁情况

早餐时间	午餐时间	晚餐时间

饮食情况

服药时间（1）　　　　　　（2）　　　　　（3）

服药情况

排便时间（小便）
　　　　　（大便）

排便情况

活动情况

身体清洁情况

睡眠时间	睡眠情况

⊘ 照护日记

棘手问题与应对

开心一刻

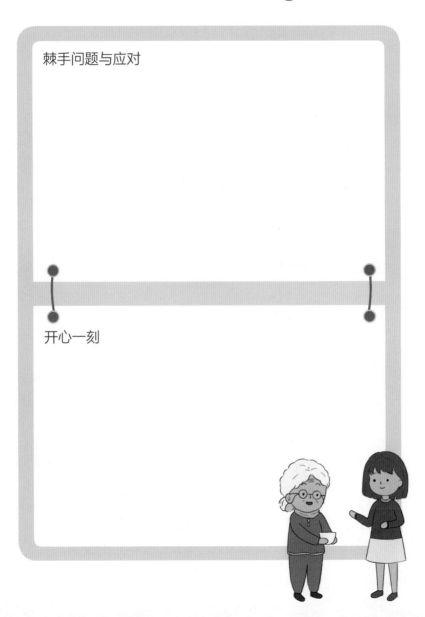

_____年____月____日　　　　　　　星期____

⊘ 照护日记

起床时间		口腔清洁情况
早餐时间	午餐时间	晚餐时间
饮食情况		
服药时间（1）　　　　（2）　　　　（3）		
服药情况		
排便时间（小便） 　　　　　（大便）		
排便情况		
活动情况		
身体清洁情况		
睡眠时间		睡眠情况

✅ 照护日记

棘手问题与应对

开心一刻

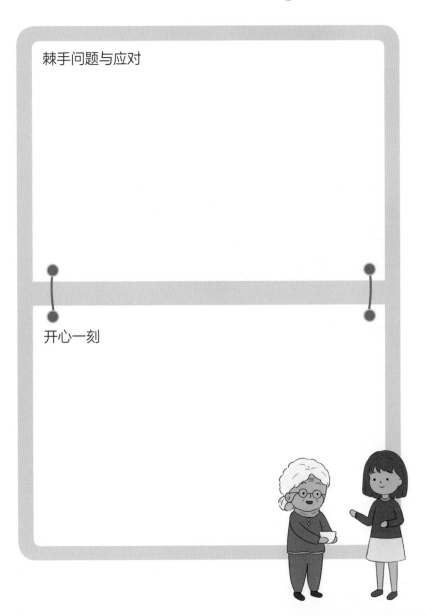

_____ 年 _____ 月 _____ 日　　　　　　星期 _____

⊘ 照护日记

起床时间

口腔清洁情况

早餐时间　　　　午餐时间　　　　晚餐时间

饮食情况

服药时间（1）　　　　　（2）　　　　（3）

服药情况

排便时间（小便）
　　　　　（大便）

排便情况

活动情况

身体清洁情况

睡眠时间　　　　　　　睡眠情况

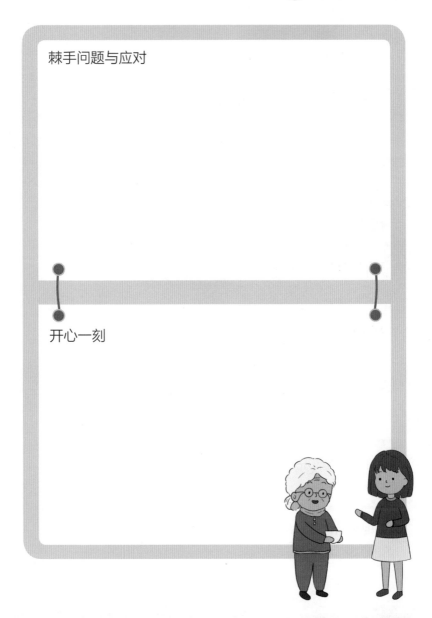

照护日记

棘手问题与应对

开心一刻

_____ 年 ____ 月 ____ 日 　　　　　星期 ____

✅ 照护日记

起床时间	口腔清洁情况

早餐时间	午餐时间	晚餐时间

饮食情况

服药时间（1） 　　（2） 　　（3）

服药情况

排便时间（小便）
　　　　　（大便）

排便情况

活动情况

身体清洁情况

睡眠时间	睡眠情况

⊘ 照护日记

棘手问题与应对

开心一刻

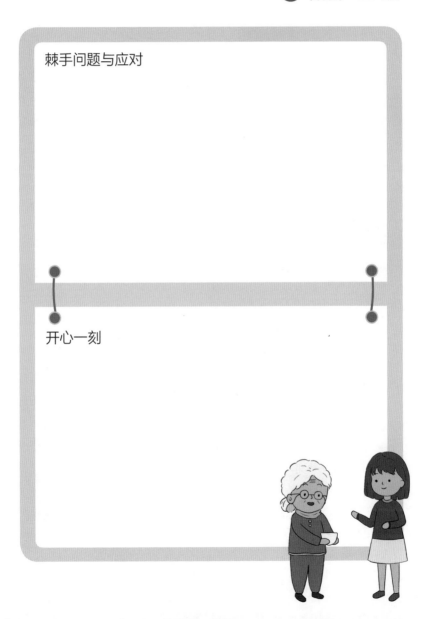

_____年____月____日　　　　　星期____

⊘ 照护日记

| 起床时间 | | 口腔清洁情况 |

| 早餐时间 | 午餐时间 | 晚餐时间 |

饮食情况

服药时间（1）　　　　（2）　　　　（3）

服药情况

排便时间（小便）
　　　　（大便）

排便情况

活动情况

身体清洁情况

| 睡眠时间 | 睡眠情况 |

⊘ 照护日记

棘手问题与应对

开心一刻

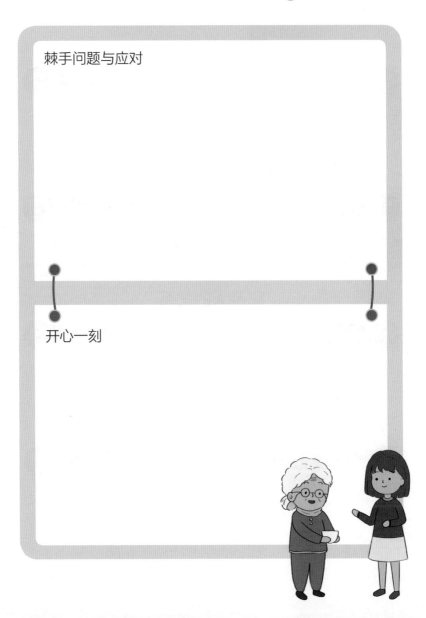

_____年___月___日　~　_____年___月___日

⊘ 每周自我评估

自我感觉和心情

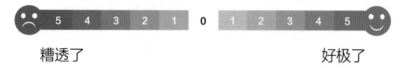

糟透了　　　　　　　　　　　　　　好极了

日常照护的效果

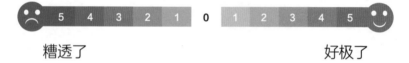

糟透了　　　　　　　　　　　　　　好极了

和亲人的关系

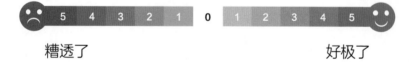

糟透了　　　　　　　　　　　　　　好极了

休息和放松

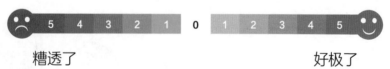

糟透了　　　　　　　　　　　　　　好极了

我的进步

_____年____月____日　　　　　　星期____

⊘ 照护日记

起床时间	口腔清洁情况

早餐时间	午餐时间	晚餐时间

饮食情况

服药时间（1） 　　　　　（2） 　　　　　（3）

服药情况

排便时间（小便）
　　　　（大便）

排便情况

活动情况

身体清洁情况

睡眠时间	睡眠情况

⊘ 照护日记

棘手问题与应对

开心一刻

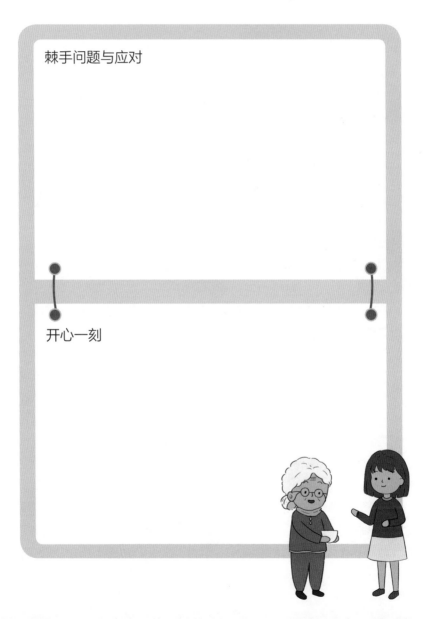

_____年____月____日   星期____

⊘ 照护日记

起床时间   口腔清洁情况

早餐时间   午餐时间   晚餐时间

饮食情况

服药时间（1）   （2）   （3）

服药情况

排便时间（小便）
　　　　（大便）

排便情况

活动情况

身体清洁情况

睡眠时间   睡眠情况

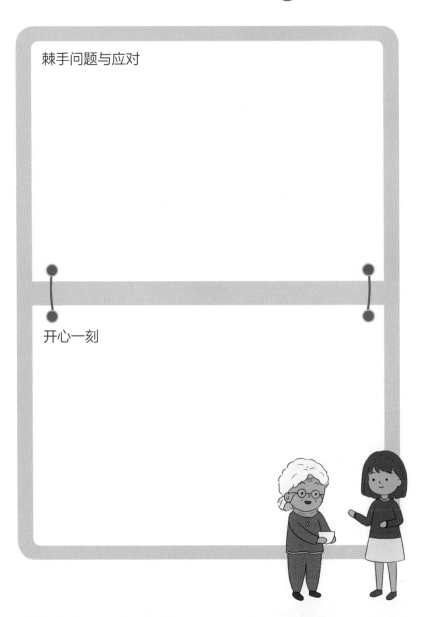

⊘ 照护日记

棘手问题与应对

开心一刻

_____ 年 _____ 月 _____ 日　　　　　　　星期 _____

⊘ 照护日记

起床时间	口腔清洁情况

早餐时间	午餐时间	晚餐时间

饮食情况

服药时间（1）　　　　（2）　　　　（3）

服药情况

排便时间（小便）
　　　　（大便）

排便情况

活动情况

身体清洁情况

睡眠时间	睡眠情况

⊘ **照护日记**

棘手问题与应对

开心一刻

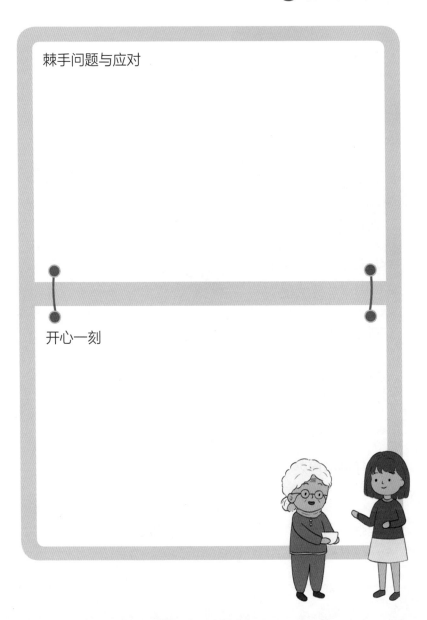

＿＿＿＿＿＿ 年 ＿＿＿ 月 ＿＿＿ 日　　　　　星期 ＿＿＿

⊘ 照护日记

起床时间	口腔清洁情况

早餐时间	午餐时间	晚餐时间

饮食情况

服药时间（1）　　　　（2）　　　　（3）

服药情况

排便时间（小便）
　　　　（大便）

排便情况

活动情况

身体清洁情况

睡眠时间	睡眠情况

⊘ 照护日记

棘手问题与应对

开心一刻

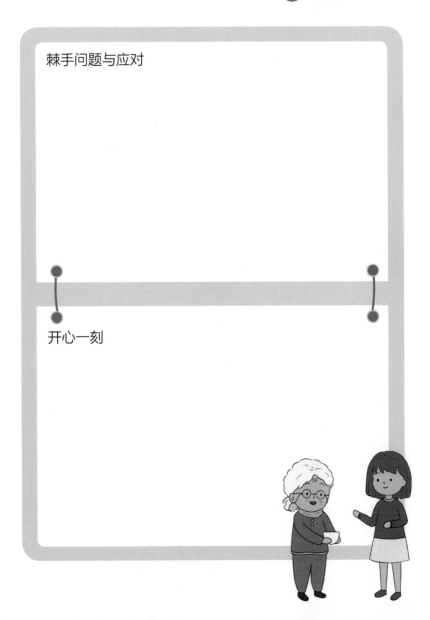

_____ 年 ____ 月 ____ 日 　　　　　　星期 ____

⊘ 照护日记

起床时间	口腔清洁情况

早餐时间	午餐时间	晚餐时间

饮食情况

服药时间（1）　　　　（2）　　　　（3）

服药情况

排便时间（小便）
　　　　（大便）

排便情况

活动情况

身体清洁情况

睡眠时间	睡眠情况

⊘ 照护日记

棘手问题与应对

开心一刻

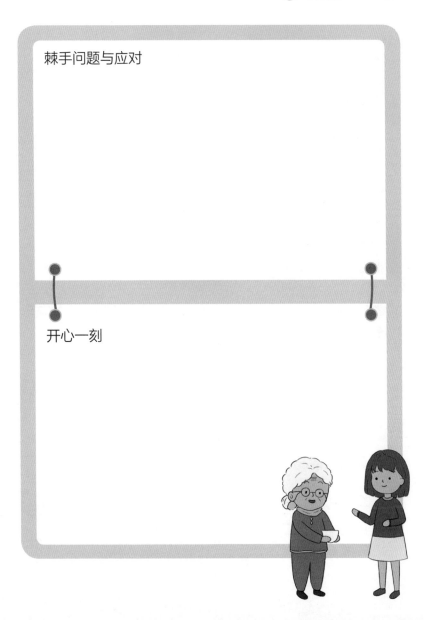

_____年____月____日　　　　　　星期____

⊘ 照护日记

起床时间	口腔清洁情况

早餐时间	午餐时间	晚餐时间

饮食情况

服药时间（1） 　　　（2） 　　　（3）

服药情况

排便时间（小便）
　　　　（大便）

排便情况

活动情况

身体清洁情况

睡眠时间	睡眠情况

⊘ 照护日记

棘手问题与应对

开心一刻

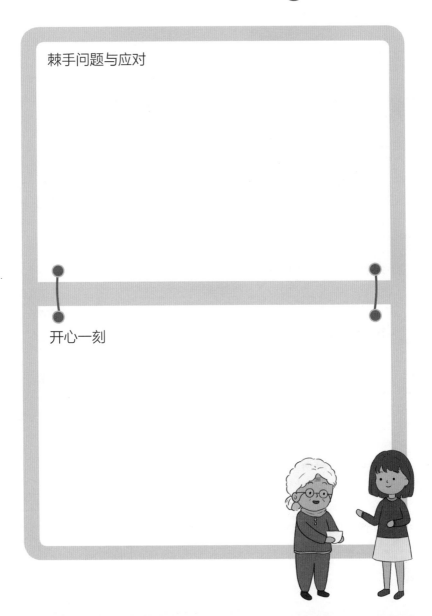

_____ 年 ____ 月 ____ 日 　　　　　　星期 ____

⊘ 照护日记

起床时间	口腔清洁情况

早餐时间	午餐时间	晚餐时间

饮食情况

服药时间（1） 　　　　（2） 　　　　（3）

服药情况

排便时间（小便）
　　　　　（大便）

排便情况

活动情况

身体清洁情况

睡眠时间	睡眠情况

⊘ 照护日记

棘手问题与应对

开心一刻

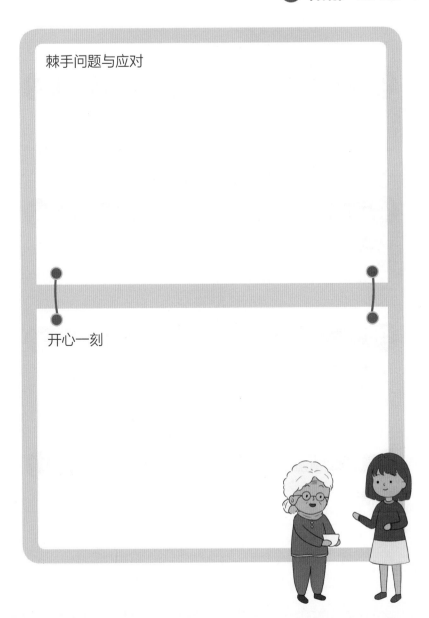

_____年___月___日 ~ _____年___月___日

⊘ 每周自我评估

自我感觉和心情

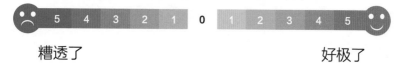

糟透了　　　　　　　　　　　好极了

日常照护的效果

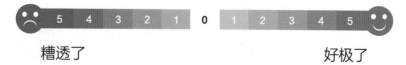

糟透了　　　　　　　　　　　好极了

和亲人的关系

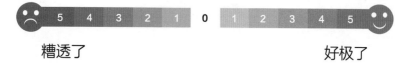

糟透了　　　　　　　　　　　好极了

休息和放松

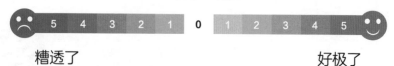

糟透了　　　　　　　　　　　好极了

我的进步

_____年 _____月 _____日　　　　　　星期 _____

⊘ 照护日记

起床时间		口腔清洁情况
早餐时间	午餐时间	晚餐时间

饮食情况

服药时间（1）　　　　　（2）　　　　　（3）

服药情况

排便时间（小便）
　　　　　（大便）

排便情况

活动情况

身体清洁情况

睡眠时间	睡眠情况

⊘ 照护日记

棘手问题与应对

开心一刻

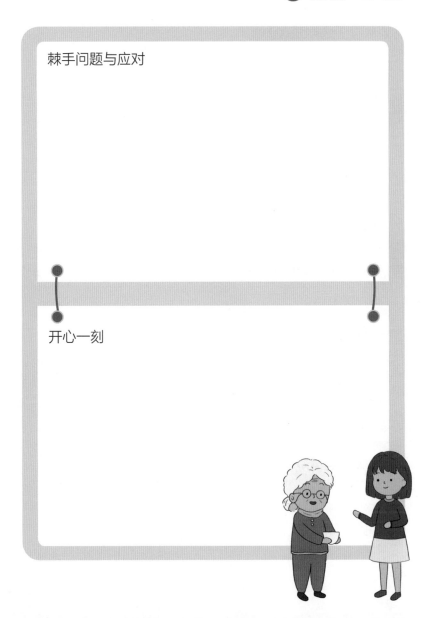

_____年____月____日　　　　　　星期____

⊘ 照护日记

起床时间	口腔清洁情况

早餐时间	午餐时间	晚餐时间

饮食情况

服药时间（1）　　　　（2）　　　　（3）

服药情况

排便时间（小便）
　　　　　（大便）

排便情况

活动情况

身体清洁情况

睡眠时间	睡眠情况

⊘ 照护日记

棘手问题与应对

开心一刻

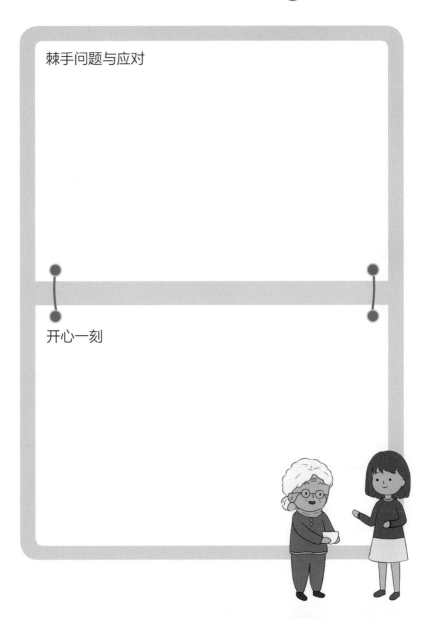

＿＿＿＿＿＿ 年 ＿＿＿ 月 ＿＿＿ 日　　　　　　星期 ＿＿＿

⊘ 照护日记

起床时间	口腔清洁情况

早餐时间	午餐时间	晚餐时间

饮食情况

服药时间（1）　　　　（2）　　　　（3）

服药情况

排便时间（小便）
　　　　（大便）

排便情况

活动情况

身体清洁情况

睡眠时间	睡眠情况

⊘ 照护日记

棘手问题与应对

开心一刻

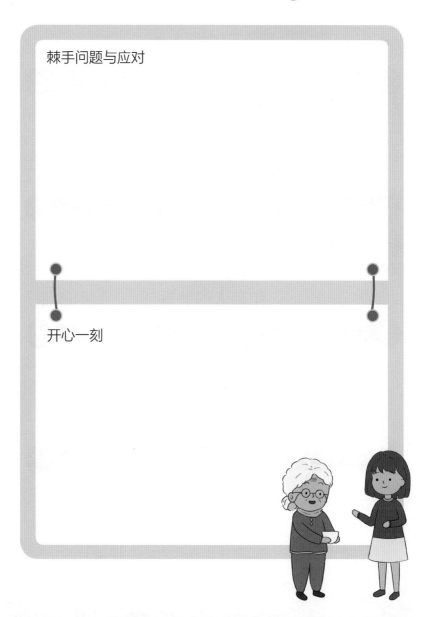

_____年___月___日 ~ _____年___月___日

⊘ 每周自我评估

自我感觉和心情

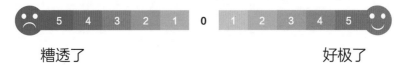

糟透了　　　　　　　　　　　　　　好极了

日常照护的效果

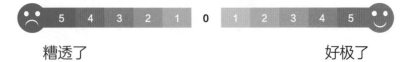

糟透了　　　　　　　　　　　　　　好极了

和亲人的关系

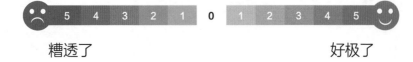

糟透了　　　　　　　　　　　　　　好极了

休息和放松

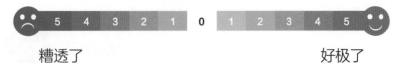

糟透了　　　　　　　　　　　　　　好极了

我的进步

_____年 ____月

⊘ _____月重要事项

星期一	星期二	星期三	星期四	星期五	星期六	星期日

＿＿＿＿＿＿年＿＿月＿＿日　　　　　星期＿＿

⊘ 照护日记

起床时间		口腔清洁情况
早餐时间	午餐时间	晚餐时间

饮食情况

服药时间（1）　　　　（2）　　　　（3）

服药情况

排便时间（小便）
　　　　（大便）

排便情况

活动情况

身体清洁情况

睡眠时间	睡眠情况

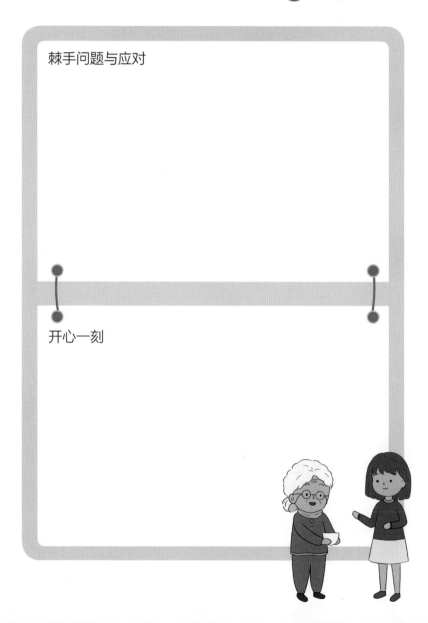

⊘ 照护日记

棘手问题与应对

开心一刻

_____年____月____日　　　　星期____

⊘ 照护日记

起床时间	口腔清洁情况

早餐时间	午餐时间	晚餐时间

饮食情况

服药时间（1）　　　　（2）　　　　（3）

服药情况

排便时间（小便）
　　　　　（大便）

排便情况

活动情况

身体清洁情况

睡眠时间	睡眠情况

⊘ 照护日记

棘手问题与应对

开心一刻

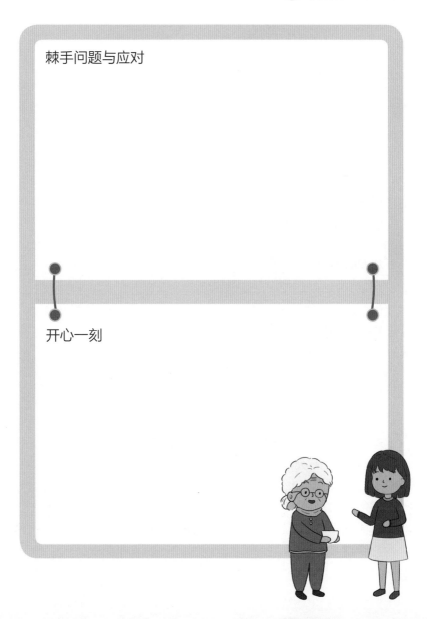

_____ 年 ____ 月 ____ 日　　　　　星期 ____

⊘ 照护日记

起床时间	口腔清洁情况

早餐时间	午餐时间	晚餐时间

饮食情况

服药时间（1）　　　　（2）　　　　（3）

服药情况

排便时间（小便）
　　　　　（大便）

排便情况

活动情况

身体清洁情况

睡眠时间	睡眠情况

⊘ 照护日记

棘手问题与应对

开心一刻

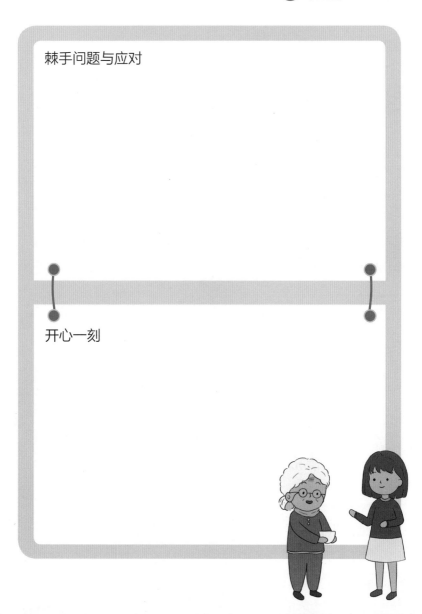

_____年____月____日　　　　　星期____

⊘ 照护日记

起床时间		口腔清洁情况
早餐时间	午餐时间	晚餐时间

饮食情况

服药时间（1）　　　（2）　　　（3）

服药情况

排便时间（小便）
　　　　（大便）

排便情况

活动情况

身体清洁情况

睡眠时间	睡眠情况

⊘ 照护日记

棘手问题与应对

开心一刻

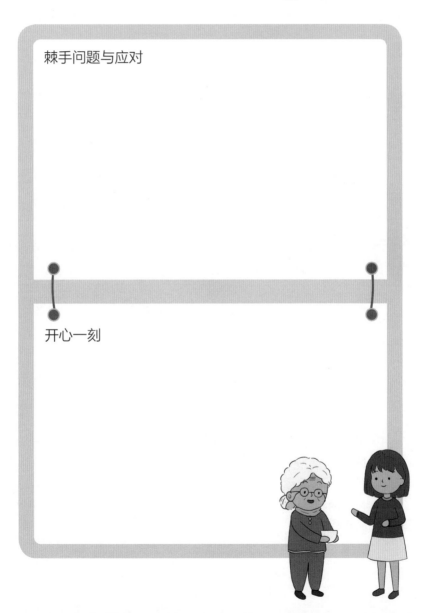

_____年____月____日　　　　　星期____

⊘ 照护日记

| 起床时间 | 口腔清洁情况 |

| 早餐时间 | 午餐时间 | 晚餐时间 |

饮食情况

服药时间（1）　　　（2）　　　（3）

服药情况

排便时间（小便）
　　　　（大便）

排便情况

活动情况

身体清洁情况

| 睡眠时间 | 睡眠情况 |

⊘ 照护日记

棘手问题与应对

开心一刻

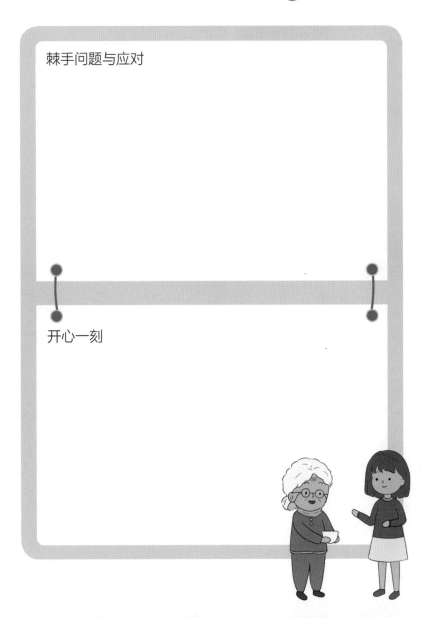

_____年____月____日　　　　星期____

⊘ 照护日记

起床时间

口腔清洁情况

早餐时间

午餐时间

晚餐时间

饮食情况

服药时间（1）　　　（2）　　　（3）

服药情况

排便时间（小便）
　　　　（大便）

排便情况

活动情况

身体清洁情况

睡眠时间

睡眠情况

⊘ 照护日记

棘手问题与应对

开心一刻

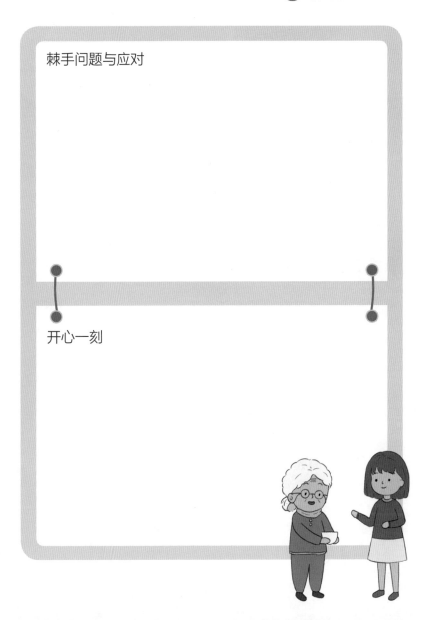

_____ 年 ____ 月 ____ 日 　　　　　　星期 ____

⊘ 照护日记

起床时间		口腔清洁情况
早餐时间	午餐时间	晚餐时间
饮食情况		
服药时间（1） 　　　　（2） 　　　　（3）		
服药情况		
排便时间（小便） 　　　　　（大便）		
排便情况		
活动情况		
身体清洁情况		
睡眠时间		睡眠情况

⊘ 照护日记

棘手问题与应对

开心一刻

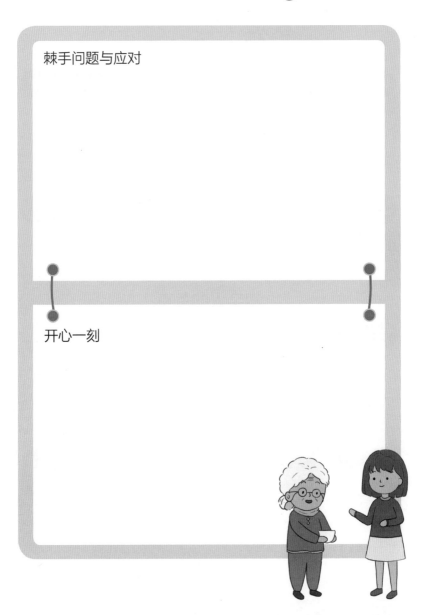

_____年___月___日 ~ _____年___月___日

⊘ 每周自我评估

自我感觉和心情

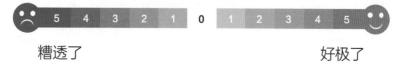

糟透了　　　　　　　　　　好极了

日常照护的效果

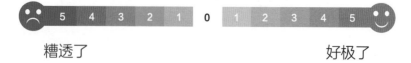

糟透了　　　　　　　　　　好极了

和亲人的关系

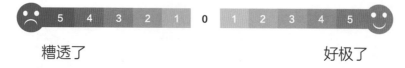

糟透了　　　　　　　　　　好极了

休息和放松

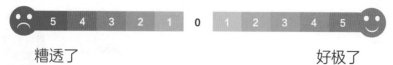

糟透了　　　　　　　　　　好极了

我的进步

_____ 年 ____ 月 ____ 日　　　　　　星期 ____

⊘ 照护日记

起床时间	口腔清洁情况

早餐时间	午餐时间	晚餐时间

饮食情况

服药时间（1）　　　　　（2）　　　　　（3）

服药情况

排便时间（小便）
　　　　　（大便）

排便情况

活动情况

身体清洁情况

睡眠时间	睡眠情况

⊘ 照护日记

棘手问题与应对

开心一刻

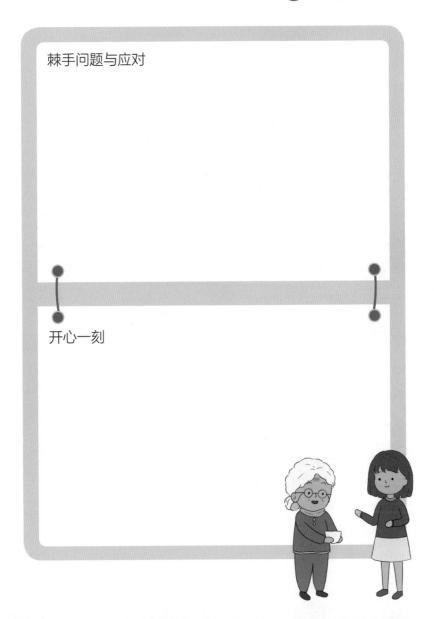

_____年____月____日　　　　星期____

⊘ 照护日记

起床时间	口腔清洁情况

早餐时间	午餐时间	晚餐时间

饮食情况

服药时间（1）　　　　（2）　　　　（3）

服药情况

排便时间（小便）
　　　　　（大便）

排便情况

活动情况

身体清洁情况

睡眠时间	睡眠情况

⊘ 照护日记

棘手问题与应对

开心一刻

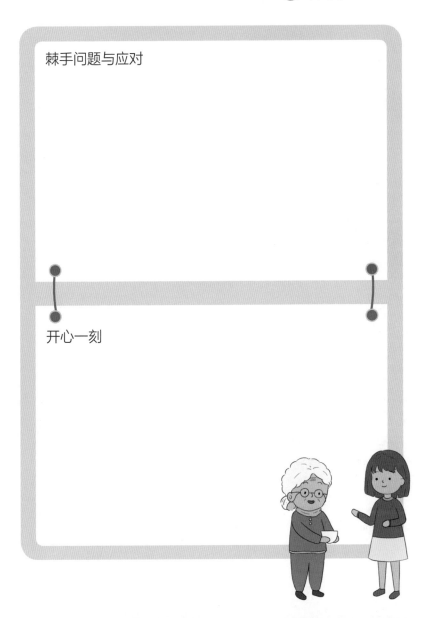

_____ 年 _____ 月 _____ 日　　　　星期 _____

⊘ 照护日记

起床时间	口腔清洁情况

早餐时间	午餐时间	晚餐时间

饮食情况

服药时间（1）　　　（2）　　　（3）

服药情况

排便时间（小便）
　　　　（大便）

排便情况

活动情况

身体清洁情况

睡眠时间	睡眠情况

⊘ 照护日记

棘手问题与应对

开心一刻

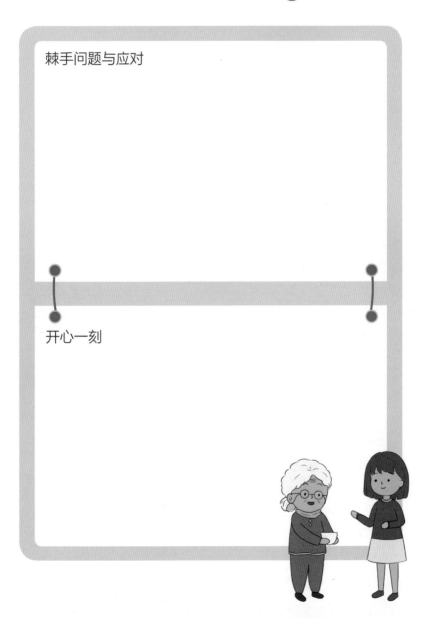

_____年____月____日　　　　　星期____

⊘ 照护日记

起床时间		口腔清洁情况
早餐时间	午餐时间	晚餐时间
饮食情况		
服药时间（1）　　　　（2）　　　　（3）		
服药情况		
排便时间（小便） 　　　　　（大便）		
排便情况		
活动情况		
身体清洁情况		
睡眠时间		睡眠情况

⊘ 照护日记

棘手问题与应对

开心一刻

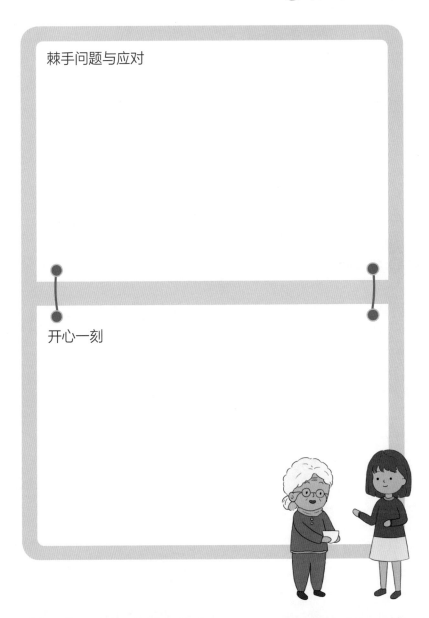

_____年____月____日　　　　　　星期____

⊘ 照护日记

起床时间		口腔清洁情况
早餐时间	午餐时间	晚餐时间

饮食情况

服药时间（1）　　　　　（2）　　　　　（3）

服药情况

排便时间（小便）
　　　　　（大便）

排便情况

活动情况

身体清洁情况

睡眠时间	睡眠情况

⊘ 照护日记

棘手问题与应对

开心一刻

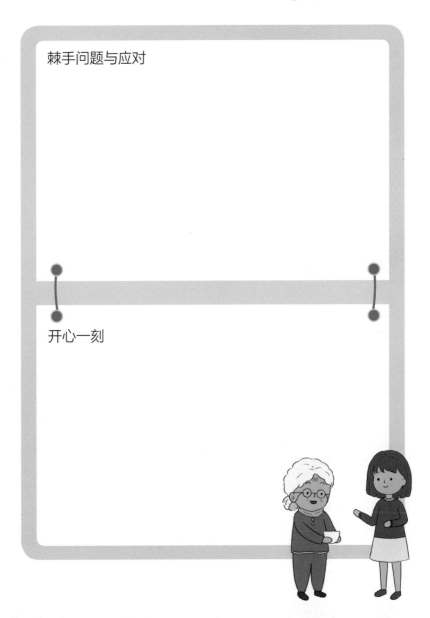

_____ 年 _____ 月 _____ 日 　　　　　星期 _____

⊘ 照护日记

起床时间	口腔清洁情况

早餐时间	午餐时间	晚餐时间

饮食情况

服药时间（1）　　　　（2）　　　（3）

服药情况

排便时间（小便）
　　　　　（大便）

排便情况

活动情况

身体清洁情况

睡眠时间	睡眠情况

⊘ 照护日记

棘手问题与应对

开心一刻

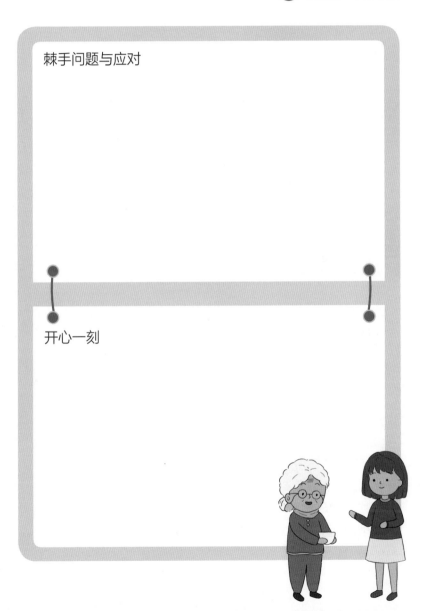

_____年____月____日 　　　　　　星期____

⊘ 照护日记

起床时间		口腔清洁情况
早餐时间	午餐时间	晚餐时间
饮食情况		
服药时间（1） 　　　（2） 　　　（3）		
服药情况		
排便时间（小便） 　　　　　（大便）		
排便情况		
活动情况		
身体清洁情况		
睡眠时间		睡眠情况

⊘ 照护日记

棘手问题与应对

开心一刻

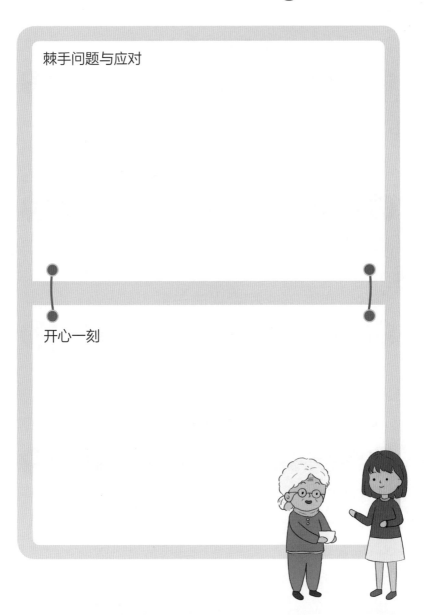

_____年___月___日 ~ _____年___月___日

⊘ 每周自我评估

自我感觉和心情

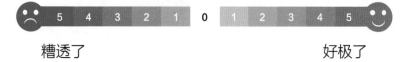

糟透了　　　　　　　　　　　好极了

日常照护的效果

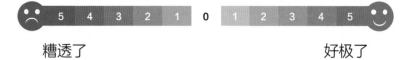

糟透了　　　　　　　　　　　好极了

和亲人的关系

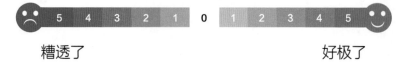

糟透了　　　　　　　　　　　好极了

休息和放松

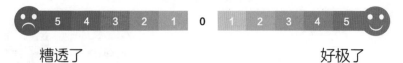

糟透了　　　　　　　　　　　好极了

我的进步

_____ 年 ____ 月 ____ 日　　　　　　星期 ____

⊘ 照护日记

起床时间　　　　　　　　　口腔清洁情况

早餐时间　　　　午餐时间　　　　晚餐时间

饮食情况

服药时间（1）　　　　（2）　　　　（3）

服药情况

排便时间（小便）
　　　　　（大便）

排便情况

活动情况

身体清洁情况

睡眠时间　　　　　　　　　睡眠情况

⊘ 照护日记

棘手问题与应对

开心一刻

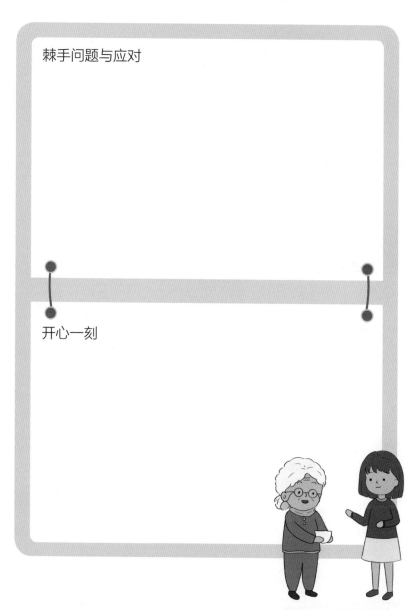

_____ 年 _____ 月 _____ 日　　　　　　星期 _____

⊘ 照护日记

| 起床时间 | | 口腔清洁情况 |
| 早餐时间 | 午餐时间 | 晚餐时间 |

饮食情况

服药时间（1）　　　　（2）　　　　（3）

服药情况

排便时间（小便）
　　　　（大便）

排便情况

活动情况

身体清洁情况

| 睡眠时间 | 睡眠情况 |

⊘ 照护日记

棘手问题与应对

开心一刻

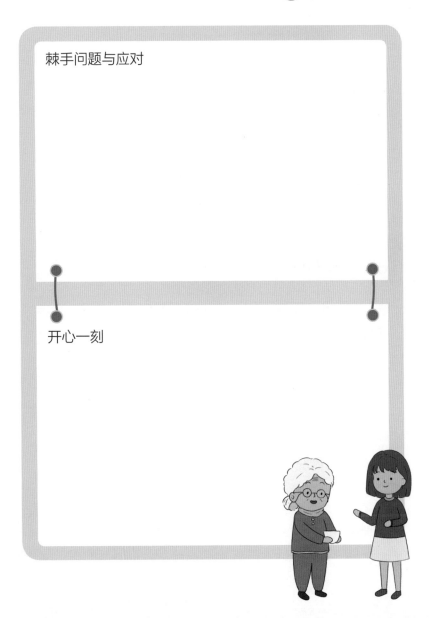

_____ 年 ____ 月 ____ 日　　　　　星期 ____

⊘ 照护日记

起床时间	口腔清洁情况

早餐时间	午餐时间	晚餐时间

饮食情况

服药时间（1）　　　　（2）　　　　（3）

服药情况

排便时间（小便）
　　　　（大便）

排便情况

活动情况

身体清洁情况

睡眠时间	睡眠情况

⊘ 照护日记

棘手问题与应对

开心一刻

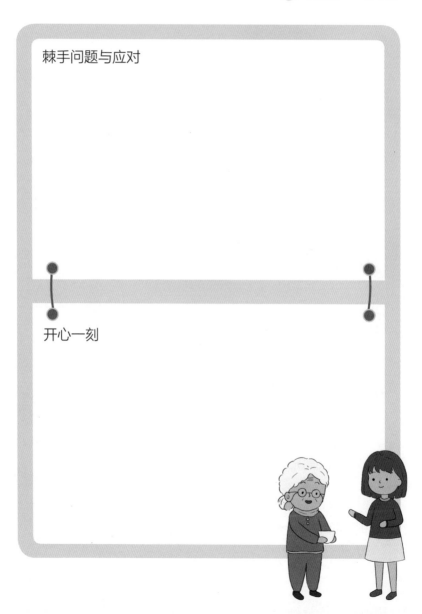

_____ 年 _____ 月 _____ 日　　　　　　　星期 _____

⊘ 照护日记

起床时间		口腔清洁情况
早餐时间	午餐时间	晚餐时间

饮食情况

服药时间（1）　　　（2）　　　（3）

服药情况

排便时间（小便）
　　　　　（大便）

排便情况

活动情况

身体清洁情况

睡眠时间	睡眠情况

✅ 照护日记

棘手问题与应对

开心一刻

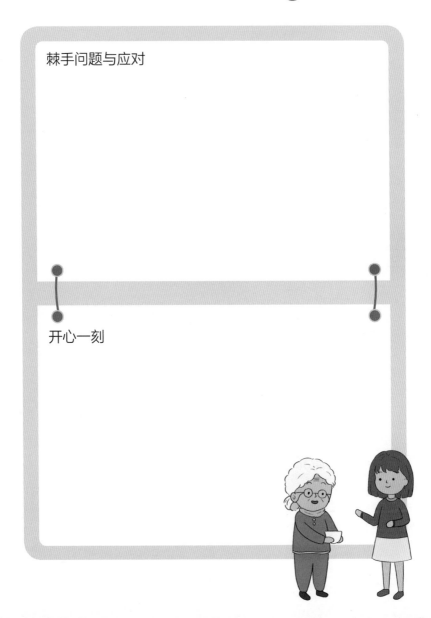

_____ 年 ____ 月 ____ 日　　　　　　星期 ____

⊘ 照护日记

起床时间	口腔清洁情况

早餐时间	午餐时间	晚餐时间

饮食情况

服药时间（1）　　　　　（2）　　　　（3）

服药情况

排便时间（小便）
　　　　（大便）

排便情况

活动情况

身体清洁情况

睡眠时间	睡眠情况

⊘ 照护日记

棘手问题与应对

开心一刻

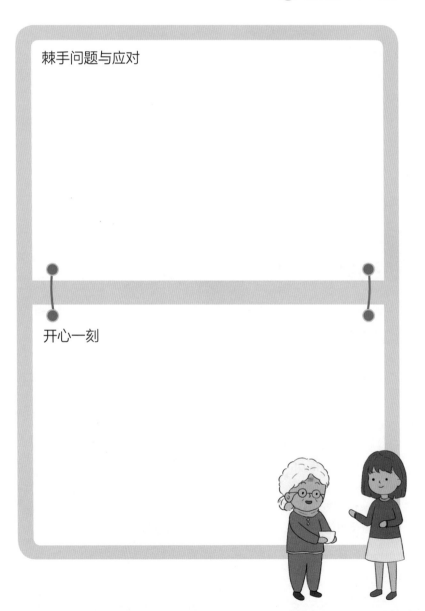

_____年____月____日　　　　　　　星期____

⊘ 照护日记

| 起床时间 | 口腔清洁情况 |

| 早餐时间 | 午餐时间 | 晚餐时间 |

饮食情况

服药时间（1）　　　　（2）　　　　（3）

服药情况

排便时间（小便）
　　　　　（大便）

排便情况

活动情况

身体清洁情况

睡眠时间　　　　　　睡眠情况

⊘ 照护日记

棘手问题与应对

开心一刻

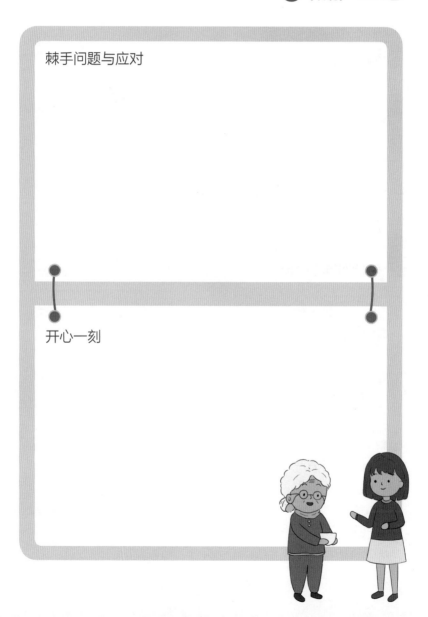

_____年 ____月 ____日   星期 ____

⊘ 照护日记

起床时间	口腔清洁情况

早餐时间	午餐时间	晚餐时间

饮食情况

服药时间（1）   （2）   （3）

服药情况

排便时间（小便）
          （大便）

排便情况

活动情况

身体清洁情况

睡眠时间	睡眠情况

⊘ 照护日记

棘手问题与应对

开心一刻

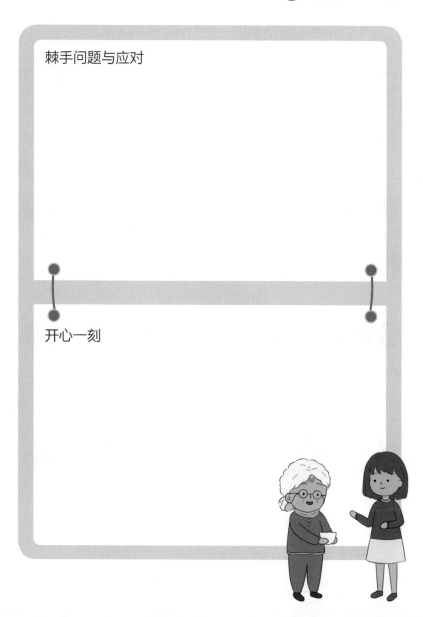

_____年___月___日 ～ _____年___月___日

✅ 每周自我评估

自我感觉和心情

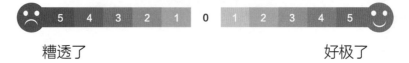

糟透了　　　　　　　　　　好极了

日常照护的效果

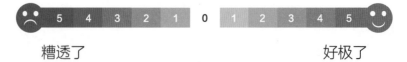

糟透了　　　　　　　　　　好极了

和亲人的关系

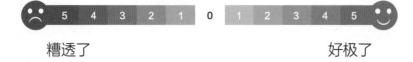

糟透了　　　　　　　　　　好极了

休息和放松

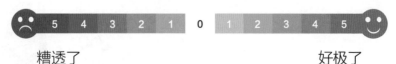

糟透了　　　　　　　　　　好极了

我的进步

_____年____月____日　　　　　　　星期____

⊘ 照护日记

起床时间		口腔清洁情况
早餐时间	午餐时间	晚餐时间

饮食情况

服药时间（1）　　　　（2）　　　　（3）

服药情况

排便时间（小便）
　　　　　（大便）

排便情况

活动情况

身体清洁情况

睡眠时间	睡眠情况

⊘ 照护日记

棘手问题与应对

开心一刻

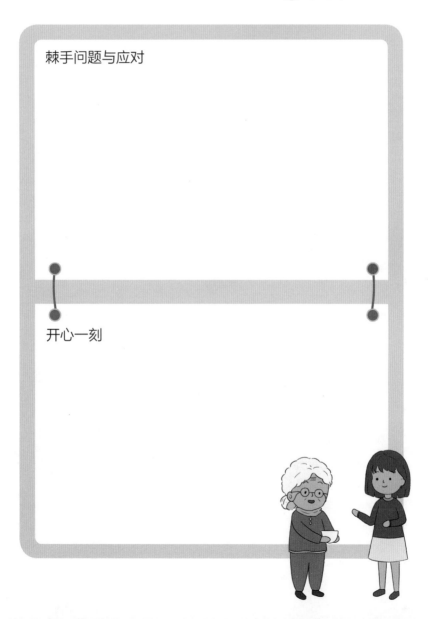

_____ 年 _____ 月 _____ 日　　　　　　　星期 _____

⊘ 照护日记

| 起床时间 | 口腔清洁情况 |

| 早餐时间 | 午餐时间 | 晚餐时间 |

饮食情况

服药时间（1）　　　　（2）　　　　（3）

服药情况

排便时间（小便）
　　　　（大便）

排便情况

活动情况

身体清洁情况

| 睡眠时间 | 睡眠情况 |

⊘ 照护日记

棘手问题与应对

开心一刻

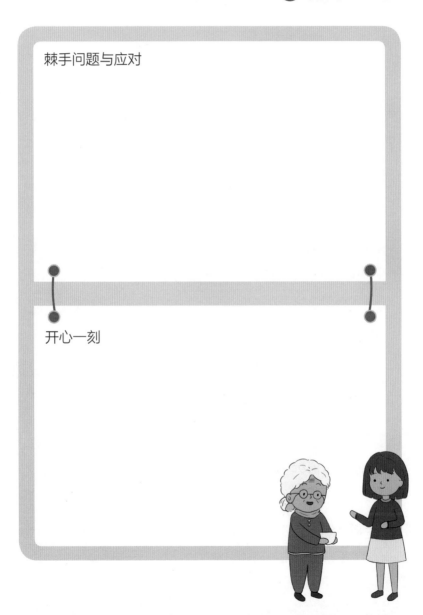

_____ 年 ____ 月 ____ 日 　　　　　星期 ____

⊘ 照护日记

起床时间	口腔清洁情况

早餐时间	午餐时间	晚餐时间

饮食情况

服药时间（1） 　　　（2） 　　　（3）

服药情况

排便时间（小便）
　　　　　（大便）

排便情况

活动情况

身体清洁情况

睡眠时间	睡眠情况

⊘ 照护日记

棘手问题与应对

开心一刻

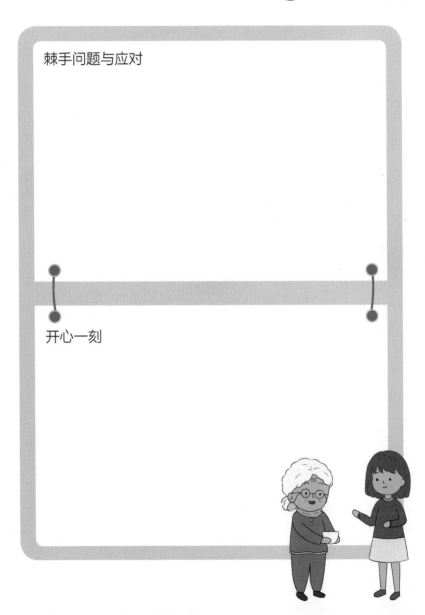

_____ 年 ____ 月 ____ 日　　　　　　星期 ____

⊘ 照护日记

起床时间		口腔清洁情况	

早餐时间	午餐时间	晚餐时间

饮食情况

服药时间（1）　　　　（2）　　　　（3）

服药情况

排便时间（小便）
**　　　　（大便）**

排便情况

活动情况

身体清洁情况

睡眠时间	睡眠情况

⊘ 照护日记

棘手问题与应对

开心一刻

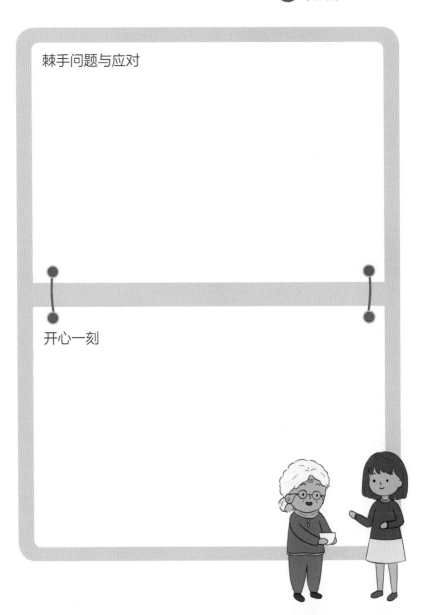

_____ 年 ____ 月 ____ 日　　　　　　星期 ____

⊘ 照护日记

起床时间	口腔清洁情况

早餐时间	午餐时间	晚餐时间

饮食情况

服药时间（1）　　　　（2）　　　　（3）

服药情况

排便时间（小便）
　　　　（大便）

排便情况

活动情况

身体清洁情况

睡眠时间	睡眠情况

照护日记

棘手问题与应对

开心一刻

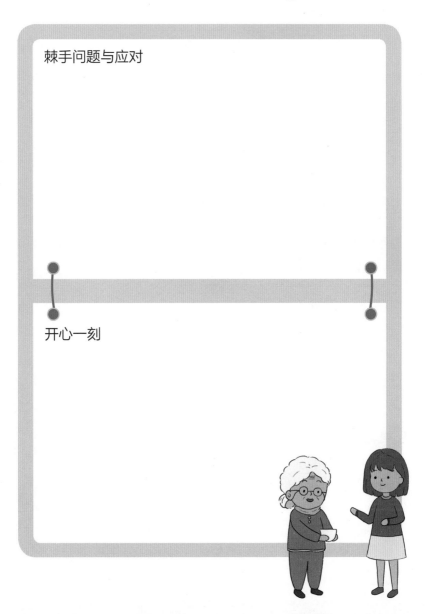

_____年____月____日　　　　星期____

⊘ 照护日记

起床时间	口腔清洁情况

早餐时间	午餐时间	晚餐时间

饮食情况

服药时间（1）　　　（2）　　　（3）

服药情况

排便时间（小便）
　　　　（大便）

排便情况

活动情况

身体清洁情况

睡眠时间	睡眠情况

⊘ 照护日记

棘手问题与应对

开心一刻

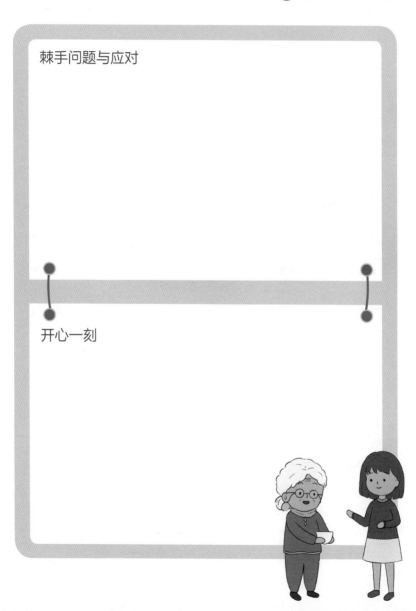

_____ 年 ____ 月 ____ 日　　　　　星期 ____

⊘ 照护日记

起床时间	口腔清洁情况

早餐时间	午餐时间	晚餐时间

饮食情况

服药时间（1）　　　　（2）　　　　（3）

服药情况

排便时间（小便）
　　　　（大便）

排便情况

活动情况

身体清洁情况

睡眠时间	睡眠情况

⊘ 照护日记

棘手问题与应对

开心一刻

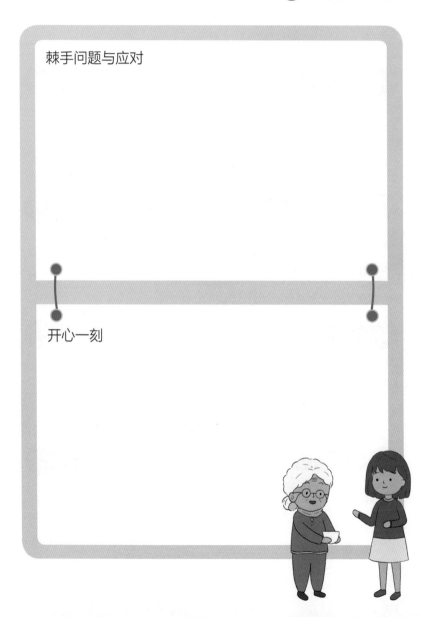

_____年___月___日 ～ _____年___月___日

✅ 每周自我评估

自我感觉和心情

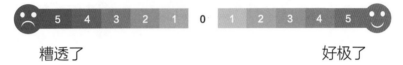

糟透了　　　　　　　　　　　　　　好极了

日常照护的效果

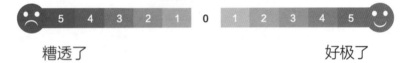

糟透了　　　　　　　　　　　　　　好极了

和亲人的关系

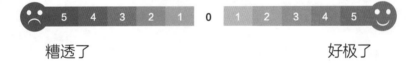

糟透了　　　　　　　　　　　　　　好极了

休息和放松

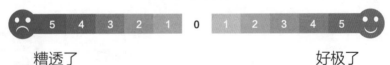

糟透了　　　　　　　　　　　　　　好极了

我的进步

_____年____月____日　　　　　　星期____

⊘ 照护日记

起床时间　　　　　　　口腔清洁情况

早餐时间　　　午餐时间　　　晚餐时间

饮食情况

服药时间（1）　　　（2）　　　（3）

服药情况

排便时间（小便）
　　　（大便）

排便情况

活动情况

身体清洁情况

睡眠时间　　　　　　　睡眠情况

⊘ 照护日记

棘手问题与应对

开心一刻

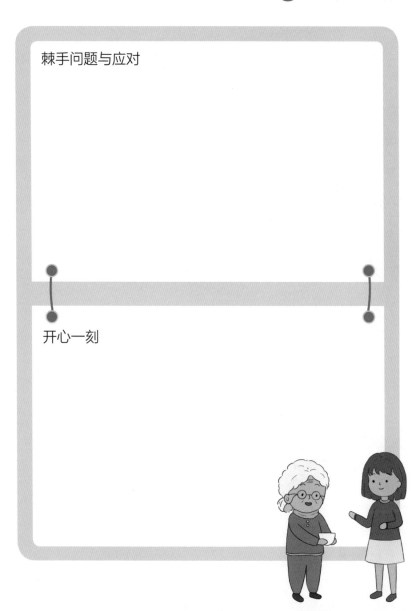

_____年____月____日　　　　　星期____

⊘ 照护日记

起床时间	口腔清洁情况

早餐时间	午餐时间	晚餐时间

饮食情况

服药时间（1）　　　（2）　　　（3）

服药情况

排便时间（小便）
　　　　（大便）

排便情况

活动情况

身体清洁情况

睡眠时间	睡眠情况

◎ 照护日记

棘手问题与应对

开心一刻

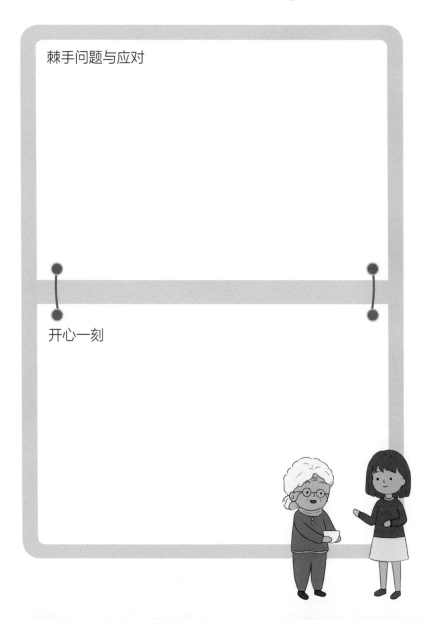

_____年_____月_____日　　　　　　星期_____

⊘ 照护日记

起床时间	口腔清洁情况

早餐时间	午餐时间	晚餐时间

饮食情况

服药时间（1）　　　　（2）　　　　（3）

服药情况

排便时间（小便）
　　　　　（大便）

排便情况

活动情况

身体清洁情况

睡眠时间	睡眠情况

⊘ 照护日记

棘手问题与应对

开心一刻

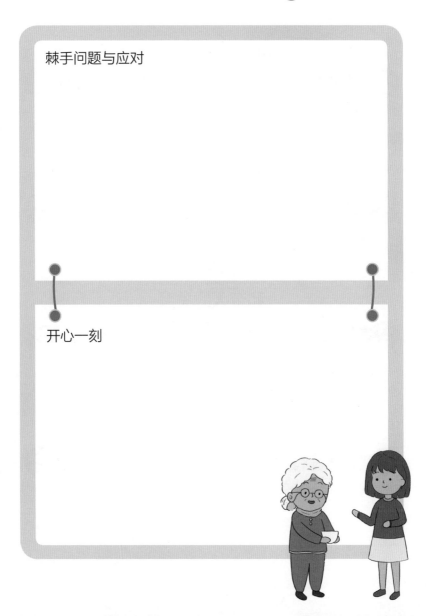

_____年___月___日 ~ _____年___月___日

⊘ 每周自我评估

自我感觉和心情

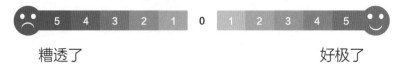

糟透了　　　　　　　　　　　　好极了

日常照护的效果

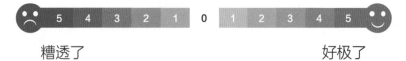

糟透了　　　　　　　　　　　　好极了

和亲人的关系

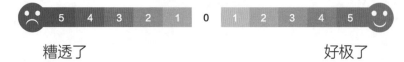

糟透了　　　　　　　　　　　　好极了

休息和放松

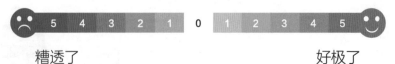

糟透了　　　　　　　　　　　　好极了

我的进步